Berta M. Schrems
Vulnerabilität in der Pflege

Berta M. Schrems

Vulnerabilität in der Pflege

Was verletzlich macht und Pflegende darüber wissen müssen

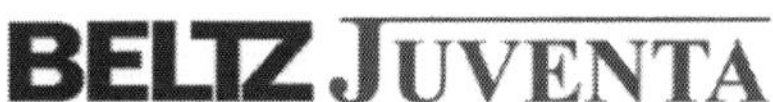

Die Autorin

Berta M. Schrems ist in der Pflegewissenschaft habilitiert und freiberuflich tätig in Lehre, Beratung und Forschung mit den Schwerpunkten Wissenschaftstheorie, Forschungsethik, Vulnerabilität, Pflegediagnostik und Fallarbeit.
www.berta-schrems.at

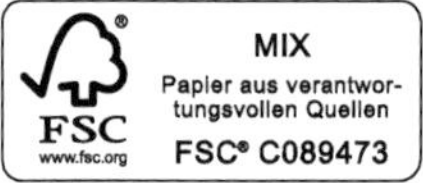

Dieses Buch ist erhältlich als:
ISBN 978-3-7799-6133-8 Print
ISBN 978-3-7799-5433-0 E-Book (PDF)

1. Auflage 2020

in der Verlagsgruppe Beltz · Weinheim Basel
Werderstraße 10, 69469 Weinheim

Herstellung und Satz: Ulrike Poppel
Druck und Bindung: Beltz Grafische Betriebe, Bad Langensalza
Printed in Germany

Weitere Informationen zu unseren Autor_innen und Titeln finden Sie unter: www.beltz.de

Inhalt

„I believe that our acknowledgment of this shared vulnerability, in this common world, is the ultimate touchstone of humanism, and genuinely patient-based professionalism, in healthcare."
(Barnard 2016, S. 298; anstelle eines Vorworts)

Einleitung

Vulnerabilität oder Verletzlichkeit[1] ist kein neues Phänomen, auch nicht in der Pflege, die damit tagtäglich konfrontiert ist. So stellt sich die berechtigte Frage, warum es dazu ein Buch benötigt. Doch bei genauerem Hinsehen wird deutlich, dass das Thema bislang eher in theoretischer als in praktischer Hinsicht und hier vor allem im Kontext der Forschung behandelt wurde. Im praktischen Pflegealltag scheint Vulnerabilität eher eine Begleiterscheinung zu sein, im Vordergrund stehen Krankheit, Leiden oder Gebrechlichkeit. Im hektischen Alltag wird dabei vielfach übersehen, dass Krankheit, Leiden oder Gebrechlichkeit für die betroffenen Personen außergewöhnliche Situationen darstellen, die sie verletzlich machen. Aus eigener Erfahrung wissen wir sehr gut, dass „sich krank fühlen" und „krank sein" mit besonderen Empfindungen einhergehen. Umgangssprachlich steht dafür „angerührt", „dünnhäutig" oder „überempfindlich". So hängt aber das Leben mancher zu Pflegender von einer hochtechnisierten Versorgung ab, andere erhalten lebensbedrohliche Diagnosen oder müssen mit der Aussicht auf ein zukünftiges Leben mit einer chronischen Krankheit zurechtkommen, wieder andere leiden an den Nebenwirkungen von Therapien. Sie leiden aber nicht nur an Krankheiten, die eine physische Vulnerabilität zur Folge haben, sie leiden auch unter emotionaler Belastung oder großer Unsicherheit. Das qualitative Merkmal des Erlebens einer besonderen Empfindlichkeit oder auch Sensibilität ist kennzeichnend für Vulnerabilität. In dieser Situation sind sie noch dazu mit einem unbekannten und anonymen Krankenhausumfeld und einem Tagesablauf konfrontiert, der in erster Linie den organisatorischen und institutionellen Anforderungen entspricht und weniger ihren Bedürfnissen. Die resultierende Vulnerabilität dieser Personen und

1 Im Folgenden werden die Begriffe Vulnerabilität und Verletzlichkeit synonym verwendet.

ihre verschiedenen Formen und Ausprägungen beeinflussen ihre Handlungen, Emotionen, Gedanken und Überzeugungen und ebenso die Handlungen und Reaktionen der Angehörigen der Gesundheitsberufe (vgl. Boldt 2019, S. 1). Während in der Praxis Vulnerabilität eine bislang wenig beachtete Begleiterscheinung ist, wird es in der theoretischen Auseinandersetzung seit geraumer Zeit als eigenständiges Phänomen behandelt. Dabei stehen nicht so sehr die Ereignisse, die vulnerabel machen, sondern vielmehr die möglichen Folgen für die erlebenden Personen im Vordergrund. Vulnerabilität wird hierzu sehr allgemein als die Unfähigkeit bezeichnet, aufgrund von verursachenden internen und/oder externen Faktoren für die eigenen Interessen einzutreten bzw. sich vor einem möglichen Schaden zu schützen (vgl. Schröder/Gefenas 2009, S. 116). Auf theoretischer Ebene wird zwischen der allgemeinen und der spezifischen Vulnerabilität sowie zwischen objektiven Kriterien und dem subjektiven Erleben unterschieden.

Dass die Bedeutung von Vulnerabilität aber auch langsam in die Praxis vordringt, lässt sich nicht nur an der wachsenden Anzahl an empirischen Studien in allen Gesundheitsbereichen ersehen. Für die Pflegepraxis zeigt sich dies mitunter an der aktualisierten Definition der NANDA-I-Pflegediagnosen, in der Vulnerabilität in folgender Weise aufgenommen wurde: „Eine Pflegediagnose ist eine klinische Beurteilung (*clinical judgement*) einer menschlichen Reaktion auf Gesundheitszustände/Lebensprozesse oder die Vulnerabilität eines Individuums, einer Familie, Gruppe oder Gemeinschaft für diese Reaktion." (Gallagher-Lepak 2017, S. 49) In dieser aktualisierten Definition wird der Begriff des Risikos durch Vulnerabilität ersetzt. In der englischen Originalversion wird dabei den Risikodiagnosen „Vulnerable to …" vorangestellt. In der deutschen Übersetzung findet sich hierzu „Gefahr für …". Dass es sich dabei aber nicht einfach um ein Ersetzen eines Synonyms handelt, wird in der Gegenüberstellung der Definitionen von Risiko, Gefahr und Vulnerabilität ersichtlich. Ein Risiko ist ein „[…] möglicher negativer Ausgang bei einer Unternehmung, mit dem Nachteile, Verlust, Schäden verbunden sind." (Duden 2019e) Ein Risiko ist demnach die Wahrscheinlichkeit des Eintritts eines Schadens, bzw. definiert es das mögliche Schadensausmaß. Während die Gefahr für alle gleich sein kann, z. B. bestimmten Bakterien ausgesetzt zu sein, ist das Risiko zu erkranken je nach Zustand des Immunsystems individuell. D.h., ein Risiko hat immer auch eine Dimension von Lebensqualität. Im Gegensatz zu allen gleich gefährdeten Personen, sind nicht alle gleich vulnerabel, weil sie mehr oder weniger für die eigenen Interessen eintreten bzw. sich vor einem möglichen Schaden schützen können. Vulnerabilität beinhaltet also das Risiko, einen Schaden zu erleiden, die Unfähigkeit, sich selbst davor zu schützen, und das Erleben dieser Unfähigkeit. Der Begriff Vulnerabilität findet sich bei einzelnen Pflegediagnosen auch als Einflussfaktor für ein Pflegeproblem angeführt. In der deutschen Ausgabe wird der englische Begriff Vulnerabilität entweder übernommen oder mit Verwund- oder Verletzbarkeit übersetzt (vgl. Herdmann/ Kamitsuru 2016, S. 294, 366, 373). Aus dem Kontext geht nicht hervor, dass mit den unterschiedlichen Bezeichnungen Phänomene differenzierter als in der englischen Version dargestellt werden sollen. Vielmehr scheint es, als würde dem Begriff kein eindeutiges Phänomen zugeordnet werden können. Darin begründet sich mitunter die Notwendigkeit einer fundierten Auseinandersetzung mit dem Konzept Vulnerabilität. Ein weiterer Unterschied zwischen Gefahr, Risiko und Vulnerabilität ist, dass die Gefährdung ein potenzielles Risiko bedeutet, Verwundbarkeit aber auch als Potenzial für Wachstum und als gegenseitige Erfahrung in Begegnungen im Gesundheitssystem erlebt wird (vgl. Spiers 2000, S. 720). Weil Vulnerabilität mit seinen vielfältigen Dimensionen alle Menschen betrifft, weist sie ein ethisches Moment auf, das in der Wahrnehmung derselben sowie der darin angelegten Schutzbedürftigkeit liegt. Daraus ergibt sich im sozialen Zusammenleben und im Speziellen in der Pflege eine besondere Verantwortung für die Mitmenschen allgemein und für die zu Pflegenden im Besonderen.

Um die spezielle Situation von kranken, leidenden oder gebrechlichen Menschen nachvollziehen zu können, ist es daher wichtig, um das Begleitphänomen Vulnerabilität zu wissen. Um aber Vulnerabilität wahrnehmen, darauf reagieren und Verantwortung übernehmen zu können, muss das Phänomen Vulnerabilität in seiner Vielfältigkeit verstanden werden. Die Grundlagen dazu werden im *ersten Kapitel* des Buches gelegt. Ziel ist es zu zeigen, dass Vulnerabilität individuell sowie situations- bzw. kontextabhängig und damit nicht einer Person oder Personengruppe, sondern einer Person oder Personengruppe in einer bestimmten Situation zuzuschreiben ist. Anhand von Forschungsergebnissen wird gezeigt, dass es die Lebensumstände sind, die zu einer speziellen Vulnerabilität führen. Diese wird verstärkt, wenn interne Faktoren wie Krankheit, körperliche Abweichung, kognitive Einschränkungen oder Trauer mit externen Faktoren wie Armut, Bildungsrückstand, Migrationsstatus, rechtliche bzw. infrastrukturelle Benachteiligung, Krankenhausaufenthalt oder Einzug in ein Pflegeheim zusammentreffen.

Im *zweiten Kapitel* des Buches werden theoretische und empirische Erkenntnisse einer professionellen Pflegebeziehung, die Ethik der Begegnung und philosophische Grundlagen zur reflexiven Natur des Menschen vorgestellt. Verantwortliches Handeln in der Pflege vollzieht sich in der professionellen Pflegebeziehung. Diese kennzeichnet sich durch eine vertrauensvolle und arbeitsfähige Beziehung zwischen der pflegenden und der zu pflegenden Person, mit dem Ziel, Pflegeinterventionen zur Erfüllung von physischen und psychosozialen Bedürfnissen planen und durchführen zu können. Dabei nimmt die pflegende Person eine aktive Rolle ein, mit dem Wissen, dass auch Pflegebeziehungen vulnerabel sein bzw. Vulnerabilität erzeugen können. Die Basis der professionellen Pflegebeziehung ist die Interaktion und der Dialog, der prozesshaft in der Begegnung zwischen mindestens zwei Personen stattfindet. In der Begegnung und im Dialog wird sozusagen die Beziehung aufgebaut. Ebenso wird auf das verletzende Potenzial der Sprache eingegangen. In verschiedenen Pflegegesprächen – von der Anamnese bis zur Entlassung – wird die Sprache zu einer Handlung, d. h. sie ist intentional und hat Folgen, die sich sowohl positiv wie negativ auf die Verletzlichkeit auswirken können.

Während in den ersten Abschnitten der Fokus auf das Verstehen von Vulnerabilität gerichtet ist, wird in den weiteren Kapiteln der Frage nachgegangen, wie das Konzept in der Pflegepraxis verwendet werden kann. Auf Basis der in den ersten beiden Kapiteln vorgestellten Grundlagen werden die Aspekte von Vulnerabilität im Kontext der professionellen Begegnung in der Pflege und vor dem Hintergrund des Pflegeprozesses behandelt. In diesen Abschnitten wird dargelegt, wie Vulnerabilität wahrgenommen werden kann, welche Herausforderungen und damit verbunden welche Kompetenzen dazu notwendig sind. Grundlegende Anforderungen, die sich für die Akteure stellen, sind die ethische Sensibilität und die moralische Handlungskompetenz. Ethische Sensibilität bedeutet, ein ethisches Problem zu erkennen und ein Verständnis für die Situation der zu Pflegenden zu entwickeln. Moralische Handlungskompetenz ist die Fähigkeit, mit Intelligenz, Fachlichkeit und Mitgefühl zu entscheiden und ein Bewusstsein für die moralischen Implikationen von Entscheidungen und den Einfluss des Handelns auf andere Menschen zu entwickeln. Diese Anforderungen werden mit Beispielen unterlegt und als Komponenten der professionellen Kompetenz, die die Wahl der Mittel in der zwischenmenschlichen Begegnung bestimmen, dargelegt.

Im *dritten Kapitel* ist mit Bezug zur Ethik der Begegnung die Andersheit des Anderen[2] Thema. Dabei ist die erste Bedingung für das Gelingen einer professionellen Pflegebeziehung die Wahrnehmung der Andersheit und das Respektieren dieser Differenz. In diesem Zusammenhang werden Konzepte der personen- und interaktionsorientierten Pflege vorgestellt, die Herausforderungen in der Alltagroutine der Pflege dargelegt und die notwendigen Kompetenzen zur Bewältigung derselben diskutiert.

Das *vierte Kapitel* ist mit Bezug zu den Formen und verursachenden Faktoren von Vulnerabilität der Feststellung des Grades der Vulnerabilität gewidmet. Behandelt werden Typologien zur Bestimmung der Art und des Grades von Vulnerabilität. Thema hierbei ist, welche der Faktoren im Rahmen des Pflegeprozesses die Vulnerabilität verstärken können bzw. was getan werden kann, diese zu vermindern. Dazu wird ein verstehender Zugang vorgestellt, indem die Situation nicht nur aus der Perspektive der pflegefachlichen Relevanz

---

2 Mit der Großschreibung von dem oder den Anderen wird der Schreibweise in Emmanuel Levinas' Ethik der Begegnung gefolgt.

verstanden wird. Der verstehende Zugang im Rahmen des Pflegeprozesses bedeutet, die individuellen Bedürfnisse von zu Pflegenden vor dem Hintergrund der pflegefachlich relevanten Aspekte zu interpretieren und einer Lösung zuzuführen. Das vermittelnde Dritte sind nicht fertige Standards oder Handlungsanweisungen, sondern die Pflegepersonen, die sich mit den zu Pflegenden abstimmen, im individuellen Fall entscheiden und angemessen handeln.

Die Anforderungen an einen offenen Dialog werden im *fünften Kapitel* vorgestellt. Hierzu wird Bezug zu den Grundlagen der professionellen Pflegebeziehung genommen. Behandelt wird die von beiden Seiten notwendige Offenheit im Dialog. Dies unter der Bedachtnahme, dass mit den mitunter intimen Fragen oder negativen Botschaften im Rahmen von Pflegegesprächen das vorhandene Potenzial an Vulnerabilität sowohl für zu Pflegende als auch für Pflegende erhöht werden kann. Dabei rückt der verletzende Aspekt der Sprache in den Vordergrund. Es werden Möglichkeiten des Erfassens von Vulnerabilität, wie die offene Anamnese und das Storytelling für das Gelingen einer professionellen und moralisch vertretbaren Pflegebeziehung, behandelt.

Im abschließenden *sechsten Kapitel* steht die Reflexion der eigenen Verletzlichkeit mit Bezug zur Ethik der Begegnung, zum Menschen als reflexives Wesen und zu den Grundlagen der professionellen Pflegebeziehung im Zentrum. Behandelt wird die Verletzlichkeit der Pflegenden allgemein und spezifisch, bedingt durch ihr Menschsein und durch die Wahrnehmung des Leidens des Anderen, der emotionalen Belastung sowie der professionellen Verpflichtung einer angemessenen Pflege unter häufig erschwerten Bedingungen. Gelingt Letzteres nicht entsprechend den Vorstellungen bzw. den professionellen Erfordernissen, entsteht moralischer Stress, dem es adäquat zu begegnen gilt, um die Vulnerabilität von Pflegenden nicht zu verstärken.

1 Vulnerabilität – ein Begriff mit vielen Facetten

Vulnerabilität leitet sich begrifflich vom lateinischen *vulnus* für Wunde ab und wird als Verwund- oder Verletzbarkeit übersetzt. Eng damit verbundene Begriffe sind Risiko auf der Negativ- und Widerstandsfähigkeit bzw. Resilienz auf der Positivseite. Die Verwendung des Begriffs ist vielfältig und umfasst unter anderem die Bereiche Umwelt und Klimawandel, Informatik, Psychologie, Medizin und auch die Pflege. Gegeben der Anwendungsbereiche können sowohl Menschen wie auch Systeme vulnerabel sein bzw. Vulnerabilität erzeugen. Ebenso kann diese aus dem Zusammenwirken von System und Mensch entstehen, wie dies im folgenden Zitat ausgedrückt wird.

> „Vulnerabilität lässt sich einerseits als Korrelat von konkreten Handlungen Anderer – und des durch Beziehungen mitdeterminierten Umgangs mit sich selbst – verstehen; wir sind in einem basalen Sinne durch die Akte Anderer verwundbar. Andererseits erweist sich Vulnerabilität jedoch stets als intrinsisch verbunden mit spezifischen sozialen und politischen Strukturen sowie prinzipiell auch mit dem Exponiertsein gegenüber Naturgewalten vor dem Hintergrund (un)möglicher Bewältigung." (Huth 2016, S. 281)

Im Gesundheitsbereich bedarf es zur Feststellung, dass der Mensch verletzlich ist, keiner weiteren Erklärung. Die Konfrontation mit Krankheit, Leiden, Gebrechlichkeit und Sterben sind täglich Brot. Dass Vulnerabilität auch im Zusammenwirken von Gesundheitssystem und Mensch entstehen kann, bedarf schon eher einer Erklärung, wenngleich auch dies zum Alltag im Gesundheitswesen gehört. Stürze in ungewohnter Umgebung, multiresistente Keime, therapeutische Nebenwirkungen oder postoperative Komplikationen sind nur wenige Beispiele. Dass zu Pflegende verschiedensten Risiken ausgesetzt sind, zeigt die gesamte Palette an Prophylaxen, die nicht nur aus dem Gesundheitszustand resultieren. Vulnerabilität kann auch erzeugt werden, indem z. B. Menschen bestimmte Rechte oder Vorteile vorenthalten werden oder Gewalt ausgeübt wird. Ebenso kann die Sprache verletzend sein, respektlos, diskriminierend oder entwürdigend. Dies gilt allgemein wie auch im Gesundheitswesen.

Die vielfältigen Bereiche, in denen der Begriff Vulnerabilität verwendet und die Arten wie Vulnerabilität geschaffen werden, verdeutlichen, dass nicht nur kranke und gebrechliche oder Menschen in besonderen Lebenslagen vulnerabel sind, sondern der Mensch an sich, gegeben der Tatsache, dass er sterblich ist, oder wie Martin Schnell es ausdrückt: „Alle Personen sind vulnerable, aber nicht alle vulnerablen Personen sind Patienten." (Schnell 2017, S. 18) In der konzeptionellen Fassung von Vulnerabilität werden daher zwei grundlegende Formen unterschieden. Zum einen ist dies die allen Menschen innewohnende oder auch anthropologische Vulnerabilität, von *ánthropōs* für Mensch. Sie wird auch als fundamentale oder ontologische, als die Seiende, das Sein bestimmende Vulnerabilität bezeichnet und hat ihren Ursprung in der Leiblichkeit (vgl. Huth 2016, S. 288-292). Zum anderen ist es die spezifische Vulnerabilität, die sich z. B. aus bestimmten Lebensumständen, die zu einer strukturellen Benachteiligung führen, wie Armut, Stellung in der Gesellschaft, Migration, oder sich aus der Kombination von Krankheit, Alter oder Gebrechlichkeit mit bestimmten Lebensumständen ergibt. Die situationsspezifische Vulnerabilität kann ihre Ursachen aber auch in der Konfrontation von besonderen Ereignissen wie Menschenrechtsverletzungen, Umweltkatastrophen oder Naturereignissen haben.

1.1 Wir alle sind verletzlich – Vulnerabilität als universale menschliche Eigenschaft

Vulnerabilität ist eine universale menschliche Eigenschaft, dies lernen wir bereits aus der griechischen Mythologie. Achilleus, dem mittels göttlicher Macht Unverwundbarkeit zuerkannt wurde, ist nicht davor gefeit. Ebenso wenig Siegfried aus der Nibelungensage – durch das Bad im Drachenblut mit übermenschlichen Kräften ausgestattet wird ihm ein Lindenblatt zum Verhängnis. Auch abseits von Mythologie und Heldensagen liegt die Verletzlichkeit in der Natur des Menschen. Alle sind vulnerabel, Vulnerabilität ist ohne Zutun vorhanden, weder gewählt noch vorherseh- oder kontrollierbar. Die anthropologische Konzeption von Vulnerabilität beinhaltet sowohl beschreibende als auch normative Elemente. Die beschreibenden Elemente zeigen, worin sich Vulnerabilität auszeichnet. Von Geburt an ist der Mensch auf andere angewiesen. Im Laufe des Lebens kann er von Krankheit, von Epidemien oder Naturkatastrophen getroffen, arbeits- oder obdachlos werden oder einem Unfall oder Verbrechen zum Opfer fallen. Nicht zuletzt ist der Mensch sterblich. Grundlegend für die anthropologische Vulnerabilität ist die gegenseitige Abhängigkeit und Schutzbedürftigkeit. Die Erklärungen dafür sind vielfältig. Z.B. wird der Mensch als „Mängelwesen" (Gehlen 2009, S. 37) bezeichnet, der aufgrund seiner Biologie und der körperlichen Schwäche anfällig für Krankheiten ist. Im Zusammenwirken von Körper und Geist wird dies im Erleben der Verletzlichkeit spürbar. Dabei kann dieser Anfälligkeit auf dreierlei Weise begegnet werden: (1) durch das eigene Verhalten (z. B. durch gesundheitsfördernde Maßnahmen); (2) durch die Unterstützung von anderen (z. B. durch Beratung von Expertinnen oder Experten); (3) durch Machtlosigkeit (z. B. der Endlichkeit des Lebens gegenüber). In der Praxis zeigt sich, dass diese drei Weisen nicht getrennt voneinander zu sehen sind (vgl. Sellman 2005, S. 4). Die Machtlosigkeit gegenüber der Endlichkeit, die der Mensch mit anderen Menschen teilt, zwingt zu einem bestimmten Verhalten oder der Inanspruchnahme von Unterstützung. Die Nähe zu einem potenziellen Schaden bestimmt das Ausmaß des Risikos einer Verletzung (z. B. in einem Kindergarten arbeiten) und die Ernsthaftigkeit eines potenziellen Schadens den Grad von Vulnerabilität (z. B. im Erwachsenenalter an Masern zu erkranken). Auch in der Beziehung von Menschen und ihrer materiellen und sozialen Umwelt liegt ein Potenzial der Verletzlichkeit, das mit dem eigenen Verhalten teilweise beeinflusst werden kann. Autofahren mit hoher Geschwindigkeit beinhaltet ebenso wie Weltoffenheit die Möglichkeit der Verletzung. Der Mensch als soziales Wesen überlebt nur in gegenseitiger Abhängigkeit, sie ist fundamental für das menschliche Dasein und zugleich Quelle von Vulnerabilität.

Die individuelle Verantwortung in der geteilten Verletzlichkeit

Die anthropologische Vulnerabilität beinhaltet die Forderung, füreinander Sorge zu tragen, wodurch eine universale Abhängigkeit entsteht, so dass Vulnerabilität eher der Regelfall und die menschliche Autonomie die Ausnahme ist (vgl. ten Have 2016, S. 97-105). Diese gegenseitige Abhängigkeit und das darin liegende Potenzial der Verletzung formen das normative Element von Vulnerabilität. Sie fordert die moralische Verpflichtung der gegenseitigen Unterstützung. Im sozialen Zusammenleben liegt es in der Verantwortlichkeit aller, die Verletzlichkeit des Gegenübers wahrzunehmen und nicht zu verstärken. Vulnerabilität ist kein ethisches Prinzip, wie Respekt vor der Person und Wahrung der Würde, es fordert diese vielmehr heraus (vgl. ten Have 2016, S. 94). Sie bestimmt sich darin, wie z. B. ein respekt- und würdevoller Umgang mit alten Menschen in einer Pflegeeinrichtung, mit Patientinnen und Patienten im Krankenhaus oder mit Klientinnen und Klienten in der häuslichen Pflege gestaltet wird. Beziehungen und Bindungen von Menschen tragen das Potenzial der Verletzung in sich. Damit die gegenseitige Abhängigkeit nicht ausgenutzt wird, werden in Verfassungen, in Grund- und berufsspezifischen Gesetzen und bereichspezifischen Ethikkodizes Rechte und Pflichten geregelt. Auf allgemeiner Ebene bietet z. B. die Erklärung der Menschenrechte Schutz vor Über- und Eingriffen in ein würdevolles Leben (vgl. Vereinte Nationen 1948/2015). Für die Pflege ist hier der Ethikkodex für Pflegende des International Council of Nursing (ICN) eine Norm (vgl. DBFK 2010).

Die fundamentale Vulnerabilität formt die Erfahrung von Menschen mit der Welt. Sie hat ihren Ausgangspunkt in der eigenen Person und in der

Offenheit in der Auseinandersetzung mit der umgebenden Welt. Offenheit bedeutet, sich zu exponieren und anzuerkennen, dass das eigene Gefühl von einer bestimmten Sensibilität geprägt ist, die mit dem Empfinden von anderen verbunden ist, da der Mensch immer vor anderen verletzlich ist (vgl. Boublil 2018, S. 184-186). In diesem Sinne erfährt diese Sensibilität eine positive Deutung. Sie kann als Fähigkeit verstanden werden, die Unterschiede mit anderen Menschen wahrzunehmen. Verletzlichkeit ist demnach nicht nur Quelle für mögliches Leid, sondern auch Potenzial, dies bei sich selbst und anderen zu erkennen und Sorge zu tragen, dass sie nicht zum Leid wird.

Die politische und gesellschaftliche Verantwortung in der geteilten Verletzlichkeit

Martha Albertson Fineman (2008), eine amerikanische Philosophin und Rechtsgelehrte, ortet in der dem Menschen innewohnenden Vulnerabilität ein sehr breites Konzept und sieht darin Chancen für eine gerechte Gesellschaft. Nach Fineman wird Vulnerabilität traditionell als ein Mangel gesehen und bestimmten Gruppen zugeschrieben. Das Potenzial, das in diesem universalen, unvermeidlichen, dauerhaften Aspekt des menschlichen Zustands steckt, bleibt ihrer Meinung nach unbeachtet. Sie argumentiert, dass die dem Menschen zugeschriebene Autonomie und Unabhängigkeit durch Vulnerabilität ersetzt werden soll. Als tatsächlich gelebte Erfahrung von Menschen muss Vulnerabilität im Zentrum von politischen und gesellschaftlichen Bemühungen stehen. Einzelpersonen können zwar versuchen, das Risiko oder die Auswirkungen bedrohlicher Ereignisse zu vermindern, sie können jedoch die Möglichkeit, dass ein Schaden eintritt, nicht ausschließen. Das Verständnis von Vulnerabilität beginnt nach Fineman mit der Erkenntnis, dass viele Risiken außerhalb der menschlichen Kontrolle liegen. Das heißt, neben der individuellen und familiären Ebene liegt die Verantwortung des Schutzes auch bei gesellschaftlichen Institutionen. Familien können Schutz bieten, sind aber nicht in der Lage, die anthropologische Vulnerabilität zu beseitigen, nach der sie selbst Risiken ausgesetzt und anfällig für Schäden sind. Zwar können Institutionen die fundamentale Vulnerabilität ebenfalls nicht aufheben, jedoch durch Programme, Institutionen und Strukturen mögliche Risiken mindern oder Schäden mildern (vgl. Fineman 2008, S. 9-11). Institutionen, die materielle, physische und soziale Vulnerabilität teilweise kompensieren, sind z. B. das Rechts-, das Bildungs-, das Gesundheits- und das Versicherungssystem sowie andere durch den Staat bereitgestellte Sicherstellungen im Hinblick auf Arbeit, Unterkunft und Grundversorgung.

Allen Menschen gemeinsam ist also eine grundlegende Erfahrung der Verletzlichkeit, die abhängig von der jeweils spezifischen Situation unterschiedliche Ausprägungen haben kann (vgl. Bozzaro/Boldt/Schweda 2018, S. 234). Das Konzept der anthropologischen Vulnerabilität ist aber zu allgemein und zu breit gefasst, um damit diese unterschiedlichen Ausprägungen von Vulnerabilität erfassen zu können. Dies gilt auch in der Pflege zur Feststellung der spezifischen Vulnerabilität von zu Pflegenden. Vulnerabilität besitzt, bedingt durch bestimmte Lebensumstände, situationsspezifische Ausprägungen, die eine Beschränkung der Selbstbestimmung und Entscheidungsfreiheit zur Folge haben. So sind Kinder mehr als Erwachsene, Kranke mehr als Gesunde, Arme mehr als Reiche oder des Lesens nicht Mächtige mehr als Belesene von anderen abhängig und auf Schutz angewiesen. Im Englischen wird für die situationsspezifische Vulnerabilität auch der Begriff *susceptibilty* verwendet (vgl. Kottow 2003, S. 462; Sellman 2005, S. 5). In der deutschen Übersetzung findet sich dazu *Anfälligkeit*, aber auch *Empfindlichkeit*. Das bedeutet, dass zur anthropologischen Vulnerabilität eine durch situationsspezifische interne oder externe Faktoren bedingte Anfälligkeit hinzukommt. Während die allgemeine Vulnerabilität ein Risiko darstellt, dem mit mehr oder weniger eigenen Mitteln, der Unterstützung von anderen oder institutionell verankerten Schutzmaßnahmen für die Allgemeinheit begegnet werden kann, reichen diese für die spezifische Vulnerabilität nicht aus. Sie erfordert speziell auf die Situation und die Individuen zugeschnittene Schutzmaßnahmen.

1.2 Manche sind verletzlicher – Vulnerabilität als situationsspezifisches Phänomen

Im Unterschied zur anthropologischen Vulnerabilität ist die spezifische kein statischer, sondern vielmehr ein bedingter Zustand oder ein Potenzial. Das heißt, gegeben bestimmter Faktoren, z. B. Krankheit, besteht eine erhöhte Gefahr einer Verletzung oder eines Schadens, z. B. durch eine Komplikation. Die spezifische Vulnerabilität kann auf drei Ebenen festgemacht werden. Zum einen sind es Gruppen oder Populationen, denen eine erhöhte Vulnerabilität zugeschrieben wird. Zum zweiten wird Vulnerabilität an bestimmten Lebensumständen oder Situationen festgemacht. Und zum dritten finden sich komplexe Ursachen aufgrund der Kombination von internen und externen Faktoren, die für eine situationsspezifische Vulnerabilität verantwortlich gemacht werden (vgl. ten Have 2016, S. 11 f.).

Vulnerable Gruppen und Populationen

Vulnerabilität wird in der einschlägigen Fachliteratur häufig bestimmten Gruppen, Populationen oder Ländern zugeschrieben. So werden Menschen mit entwicklungsbedingten oder gesundheitlichen Bedürfnissen oder sterbende Menschen als vulnerabel bezeichnet. Ebenso gelten Analphabetinnen und Analphabeten und insbesondere Kinder, sehr alte Menschen, aber auch schwangere Frauen als vulnerabel. Auch Einwohnern von wirtschaftlich unterentwickelten Ländern bzw. Schwellenländern wird Vulnerabilität zugeschrieben. Die Liste vulnerabler Gruppen und Populationen ist lang, so dass es mehr Sinn macht, die der Zuschreibung zugrunde liegenden Kriterien anzuführen. Es sind Abhängigkeitsverhältnisse und mangelnde Möglichkeiten des Selbstschutzes, die Vulnerabilität zu einem kollektiven Phänomen machen (vgl. Tomm-Bonde 2012, S. 2). Eine Zuschreibung auf Gruppen oder Populationen bedeutet jedoch nicht, dass jedes Individuum innerhalb dieser Gruppe oder Population vulnerabel ist, bzw. dass alle gleich vulnerabel oder in jeder Situation vulnerabel sind (vgl. Schrems 2014, S. 830). So wie ein armes Land auch reiche Einwohner hat, so können Analphabetinnen im eigenen Familienverband durchaus für sich selbst Sorge tragen. Ebenso sind schwangere Frauen nicht in allen Situationen vulnerable, gegeben der Tatsache, dass sie bis einige Wochen vor der Geburt normal in das Arbeitsleben integriert sind. Ähnliches gilt für alte Menschen, die kognitiv unabhängig und selbstbestimmt sind, auch wenn sie physisch die Hilfe anderer benötigen, z. B. für den Einkauf oder die Reinigung der Wohnung.

Die Zuschreibung von Vulnerabilität auf bestimmte Gruppen hat ethische Implikationen. Mit der Zuschreibung aufgrund eines gemeinsamen Gruppenmerkmals wird auf die besondere Schutzbedürftigkeit der Gruppenmitglieder hingewiesen, dies gilt für alle genannten Beispiele. Diese Zuschreibung kann Sicherheit bringen. Damit wird z. B. den bioethischen Prinzipen des Wohltuns und der Fürsorge im Sinne des Schutzes nachgekommen. So gibt es entwicklungs- und krankheitsbedingte Situationen, in denen Menschen weder rational selbstbestimmt noch physisch selbstständig sein können. Dazu zählen z. B. demenzkranke Menschen. Sie werden durch eine gruppenspezifische Zuschreibung von Vulnerabilität vor einem möglichen Schaden oder Missbrauch geschützt. Es gibt also Bedingungen, in denen eine gruppenspezifische Zuschreibung von Vulnerabilität den angestrebten Schutz bietet, nämlich immer dann, wenn die Merkmale einer selbstbestimmten Person nicht gegeben bzw. feststellbar sind. Neben dem gemeinsamen Nenner „kognitive Einschränkung" kann jedoch davon ausgegangen werden, dass sich diese Menschen in vielen Aspekten unterscheiden (leichte, mittelschwere Demenz, arm, reich, im Pflegeheim oder zu Hause lebend, in ein soziales Umfeld eingebettet oder nicht, u.a.m.). Sosehr eine gruppenspezifische Zuschreibung Schutz bieten kann, besteht dabei allerdings auch immer die Gefahr, dass damit Ungleiches gleichbehandelt und paternalistisch, im Sinne von bevormundend, gehandelt wird. Die Kehrseite der gruppenspezifischen Zuschreibung ist, dass damit auf eine Abweichung von einer Norm verwiesen wird, wodurch diese Gruppen ein Etikett erhalten und möglicherweise eine Ausgrenzung oder Marginalisierung erleben. Sie können nicht selbst entscheiden, ob und wie vulnerabel bzw. schutzbedürftig sie sind, womit die bioethischen Prinzipien der Autonomie und der Gerechtigkeit vernachlässigt werden. Trotz möglicher Unterschiede werden aufgrund eines gemeinsamen Merkmals alle gleichbehandelt. Erfolgt die Zuschreibung auf allgemein angenommenen Merkmalen und nicht auf den individuell gegebenen, werden der Respekt vor der Person und möglicherweise deren Integrität verletzt (Schrems 2014). Dies zu erkennen, erfordert den Blick auf das Besondere des Menschen im jeweiligen Kontext.

Vulnerable Situationen oder Lebensumstände

Eine zweite, differenziertere Ebene zur Bestimmung der spezifischen Vulnerabilität sind bestimmte Situationen oder Lebensumstände, beeinflusst von politischen, ökonomischen, gesellschaftlichen oder umweltbezogenen Aspekten. Beispiele für politische Aspekte sind Menschen in Kriegsgebieten, auf der Flucht oder in Ländern mit unzureichenden Rechtssystemen. Ökonomische Vulnerabilität ist z. B. in prekären Arbeitsverhältnissen gegeben. Vulnerabilität, die sich aus gesellschaftlichen Verhältnissen ergeben, finden sich beispielsweise in patriarchisch geprägten Gesellschaften, in denen Frauen weniger Rechte zuerkannt werden. Umweltbezogene Vulnerabilität umfasst wiederum alle Auswirkungen der Klimaveränderung, aber auch das Leben in besonders exponierten Gebieten im Hinblick auf Naturkatastrophen. Kenneth Kipnis (2006) unterscheidet die Situationen oder Lebensumstände betreffend zwischen der juristischen, sozialen, ressourcenbezogenen sowie der infrastrukturellen Vulnerabilität. In seiner Taxonomie finden sich auch personenbezogene Merkmale wie die kognitive oder medizinische Vulnerabilität. Diese Situationen können bei unterschiedlichen Gruppen sowie einzeln oder in Kombination auftreten. Zur Schadensvermeidung kann je nach Situation gezielt auf die daraus resultierenden potenziellen Gefahren eingegangen werden – z. B. bei der juristischen durch Beiziehung eines Rechtsbeistandes, bei der ressourcenbedingten Vulnerabilität durch finanzielle Unterstützung, bei der sozialen durch die Unterstützung von Netzwerken (vgl. Kipnis 2006, o.S.). Im Zusammenhang mit dem Gesundheitssystem wirken diese Aspekte eher im Hintergrund oder in Kombination mit internen Faktoren. Im Ethikkodex der Pflege finden sich Personen in besonderen Lebensumstände in folgendem Grundsatz verankert: „Die Pflegende teilt mit der Gesellschaft die Verantwortung, Maßnahmen zugunsten der gesundheitlichen und sozialen Bedürfnisse der Bevölkerung, besonders der von benachteiligten Gruppen, zu veranlassen und zu unterstützen.“ (DBFK 2010, S. 2)

Eva Gjengedal und andere (2013) beleuchten das Phänomen Vulnerabilität anhand von Beispielen aus eigenen Forschungsergebnissen, die die Interaktion zwischen Angehörigen der Gesundheitsberufe und zu Pflegenden in unterschiedlichen Settings und Zielgruppen im Fokus hatten. Daraus entwickeln sie neben der existenziellen Vulnerabilität als menschliche Grundeigenschaft noch weitere zwei Dimensionen einer situationsbezogenen Vulnerabilität: die kontextuelle Vulnerabilität als ein graduelles Phänomen, das je nach Situation und kulturellem Kontext variiert, und die relationale Vulnerabilität, die im Kontext von Beziehungen zu anderen Menschen und der Umwelt die eigene Vulnerabilität erhöhen, aber auch verringern kann. Als Beispiel führen sie eine aggressionsgeladene Situation im psychiatrischen Setting an, bei der eine zu Pflegenden gegen ihren Willen isoliert wird, d. h. sie hat ihre Autonomie verloren. Der Ausdruck von Wut kann als normale Reaktion von Menschen angesehen werden, denen grundlegende Menschenrechte verweigert werden (kontextuelle Dimension). Aggressives Verhalten, wie das Angreifen anderer Menschen z. B. durch Spucken, ist jedoch weniger verbreitet, darin drückt sich eine tiefe Frustration und Demütigung aus. Diese Situation zeigt, dass Pflegende ebenso anfällig für das Gefühl der Verletzungen bzw. für tatsächliche Verletzungen sind (relationale Dimension) (vgl. Gjengedal et al. 2013, S. 131).

Geradine Lee und Andrew Scanlon (2007) filtern im Zusammenhang mit der Akutversorgung im Krankenhaus drei Formen von Vulnerabilität heraus: die soziale, die körperliche und die psychische. Auslöser ist die Situation der Institutionalisierung, die vulnerabilitätsverstärkend wirkt. Die soziale Vulnerabilität basiert auf sozialen Merkmalen einer Person, wie Geschlecht, Alter, Familienstand, Einkommen, Bildungsstand, Religion, Biografie und Ethnizität, die in Bezug auf deren Krankheitspotenzial stärkend und schwächend wirken können. Nicht alle Aspekte sind im Hinblick auf Vulnerabilität beeinflussbar, z. B. das Alter oder geschlechtsspezifische bzw. ethnische Dispositionen. Biografie und Bildung sind jedoch zwei Faktoren, an denen angesetzt werden kann. Auf die Person abgestimmte Edukationsmaßnahmen können die persönlichen Fähigkeiten stärken und Vulnerabilität mildern. Die körperliche Vulnerabilität bezieht sich auf den tatsächlichen physiologischen Zustand, in dem ein Individuum anfällig für Morbidität oder Mortalität ist. Zu Pflegende sind während des Krankenhausaufenthalts potenziell dem Risiko einer physischen Vulnerabilität ausgesetzt, wodurch sich die persönlichen Ressourcen des Selbstschutzes verringern. Dieses Risiko kann durch Begleiterkrankung, durch therapeutische Nebenwirkungen, durch nosokomiale Infektionen oder einen Sturz weiter steigen. Die Strategien zur Verringerung der Vulnerabilität liegen in der Professionalität aller Gesundheitsberufe. Auf der Ebene der Institution umfasst dies das Risikomanagement und das Management kritischer Vorfälle in allen Facetten der Gesundheitsversorgung, d. h. von der Aufnahme bis zur Entlassung. Auch hier ist neben der Professionalität des Gesundheitspersonals die Patientenedukation eine zentrale Strategie. Die psychische Vulnerabilität umfasst den tatsächlichen oder potenziellen durch Krankheit oder Behandlung verursachten Schaden für die Identität des Selbst und/oder andere emotionale Auswirkungen wie Angstzustände oder Stress. Als häufigste Form der psychischen Vulnerabilität als Reaktion auf einen Krankenhausaufenthalt stellen Lee & Scanlon die Dekonstruktion des Selbst fest. Wenn Personen aus der bekannten in eine fremde Umgebung wechseln, z. B. in ein Krankenhaus oder in eine Pflegeeinrichtung, in der ihnen eine untergeordnete und kontrollierte Position zugewiesen wird, versagt die Selbstkonstruktion und das Gefühl der Vulnerabilität entsteht. Da diese Dekonstruktion des bekannten Selbst einer Person zu einer unbekannten Person führt, entstehen Zweifel und Unsicherheiten, die sich negativ auf die Fähigkeit, mit der fremden Situation zurechtzukommen, auswirken. Strategien zur Minderung der Vulnerabilität sind der Aufbau einer vertrauensvollen therapeutischen Beziehung, die physische Anwesenheit oder Präsenz während der Zeit der Unsicherheit und die psychische Präsenz, indem zu Pflegende verstanden und eine mögliche physische oder psychische Verschlechterung des Zustands verhindert werden. Advocacy, d. h. die Wahrnehmung der Interessen und Bedürfnisse der zu Pflegenden, ist ein weiteres wirksames Instrument, um diese in der psychischen Vulnerabilität zu unterstützen. Die Interessen von zu Pflegenden können dann verstanden und vertreten werden, wenn Pflegende offene Gespräche mit den zu Pflegenden und/oder deren Angehörigen führen (vgl. Lee/Scanlon 2007).

Vulnerabilität als Kombination von persönlichen Merkmalen und besonderen Lebensumständen

Die dritte Ebene situationsspezifischer Vulnerabilität stellt die Kombination von internen bzw. personenbezogenen und externen oder lebenswelt- und kontextbezogenen Faktoren dar. Das heißt, wenn sich Menschen mit bestimmten Merkmalen, wie Alter, Behinderung, Krankheit, Geschlecht oder psychische Dispositionen, mit bestimmten Situationen wie z. B. Armut, Obdachlosigkeit, Bildungsrückstand, Migrationsstatus oder patriarchaler Gesellschaft konfrontiert werden, kann dies die Vulnerabilität verstärken. Beispiele dazu sind ein an Diabetes erkrankter obdachloser alter Mensch oder eine junge traumatisierte Frau auf der Flucht, ein Jugendlicher mit einer chronischen Niereninsuffizienz und Bildungsrückstand. Alle Menschen in diesen Beispielen sind im allgemeinen Verständnis einer vulnerablen Gruppe zugehörig, jedoch mit sehr unterschiedlichen Möglichkeiten, für die eigene Sicherheit zu sorgen und für ihre Interessen einzutreten. Vulnerabilität beinhaltet das Risiko eines Schadens und schafft in Kenntnis der verursachenden Faktoren Möglichkeiten, mit diesem Risiko umzugehen und Gegenmaßnahmen zu entwickeln (vgl. CestariI et al. 2017, S. 1114). In Situationen mit komplexen Ursachen wird

Vulnerabilität der Gesamtsituation und nicht nur Gruppen oder dem einzelnen Menschen zugeschrieben (Abb. 1).

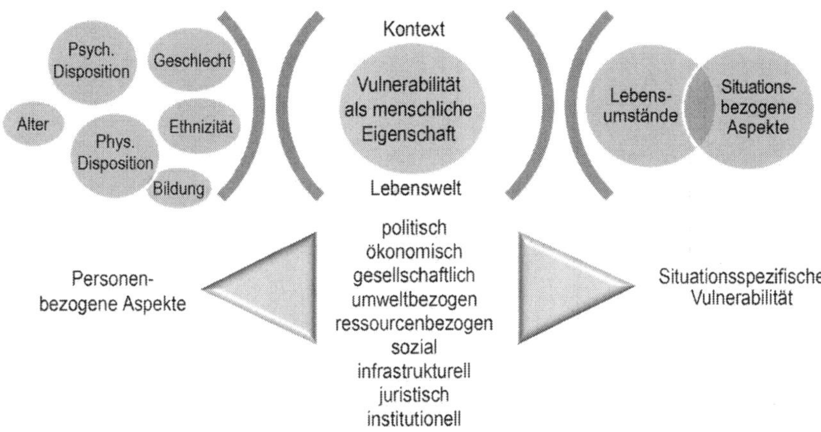

Abb. 1: Allgemeine und situationsspezifische Vulnerabilität

In Situationen mit komplexen Ursachen im gesundheitsspezifischen Kontext kommt der Pflege eine besondere Rolle zu. Pflege als Profession folgt im Unterschied zur krankheitsbezogenen heilenden Medizin (cure) dem Prinzip der Fürsorge (care). Fürsorge wird im Sinne der Care-Ethik das tragende Element der professionellen Pflegebeziehung. Die theoretischen Wurzeln dazu finden sich bei Carol Gilligan und ihren Studien zu geschlechtsspezifischen Unterschieden moralischen Handelns (vgl. Gilligan 1993). In der Pflege wurde Caring als Grundprinzip pflegerischen Handelns und ethischen Urteilens übernommen (vgl. Sargent 2012; Tschudin 2003; Watson 1985). Dabei steht nicht die Behandlung von Krankheit, Behinderung und von Alterserscheinungen im Zentrum, sondern die Unterstützung in der Alltagsbewältigung, die sich in Folge von oder als Reaktion auf Krankheit, Behinderung und Alter verändert bzw. verändert hat. Mit dieser Perspektive ist der Fokus auf mögliche Kombinationen von internen und externen Faktoren für Vulnerabilität bereits angelegt. Ausgangspunkt ist, dass Vulnerabilität individuell und situations- bzw. kontextabhängig und damit nicht einer Person oder einer Situation, sondern dem Erleben einer Person oder Personengruppe in einer bestimmten Situation zuzuschreiben ist.

Die Definition und Beschreibung der kennzeichnenden Merkmale der anthropologischen und der spezifischen Vulnerabilität mit demografischen Merkmalen, Abhängigkeiten und Schutzbedürftigkeit aufgrund eines erhöhten Risikos, einen Schaden zu erleiden, wird das Phänomen von außen betrachtet. Dieser sogenannten *etischen* Perspektive muss die *emische*, d. h. die Sicht der erlebenden Personen, hinzugefügt werden. Vulnerabilität ist eine erlebte Empfindung bzw. Erfahrung, die es im sozio-kulturellen Kontext und nahe am alltäglichen Leben zu erfassen gilt. Nur so können Möglichkeiten bzw. Ressourcen erkannt und kann möglichen Risiken begegnet werden. Etic und emic sind Begriffe aus der Anthropologie, mittels denen die Definition von Vulnerabilität sowohl als extern beurteiltes Risiko (etic) und als Erleben (emic) möglich wird (vgl. Spiers 2000, S. 716).

1.3 Das Erleben von Vulnerabilität – Erkenntnisse zur Selbstwahrnehmung von Abhängigkeit und Schutzbedürftigkeit zu Pflegender

Im Unterschied zu theoretischen Konzeptionen gibt es zum subjektiven Erleben von Vulnerabilität, d. h. zur Selbstwahrnehmung von Abhängigkeit oder Schutzbedürftigkeit, weniger empirische Erkenntnisse (vgl. Bozzaro/Boldt/Schweda 2018; Grabovschi/Loignon/Fortin 2013; Schröder-Butterfill/Marianti 2006). Der Mangel an Untersuchungen mit einem emischen Fokus, d. h. auf das subjektive Erleben von Vulnerabilität gerichtet, bedeutet nicht, dass über das Erleben von Krankheit, Behinderung oder Alter kein Wissen besteht. Ähnlich wie in der Pflegepraxis ist der Blick in vielen Forschungsarbeiten vorrangig auf das Erleben von Krankheit, Behinderung oder Alter gerichtet und weniger auf die damit einhergehende Verletzlichkeit. Ausgehend davon, dass die situationsspezifische Vulnerabilität sich aus der Kombination der allgemeinen Vulnerabilität, von personenbezogenen Merkmalen und von besonderen Lebensumständen ergibt, ist zum individuellen Erleben der Vulnerabilität die Besonderheit der Person in der jeweiligen Situation im gegebenen Kontext, ebenso wie die subjektive Sicht der betroffenen Menschen zu berücksichtigen. Die Untersuchungen im Zusammenhang mit der Selbstwahrnehmung von Vulnerabilität unterscheiden sich darin, ob Vulnerabilität ein Teil der Fragestellung ist, z. B. „Wie vulnerabel fühlen sich Menschen in bestimmten Lebenssituationen?“, oder ob Vulnerabilität das Ergebnis ist, z. B. „Das Erleben einer lebensbedrohlichen Erkrankung umfasst alle Merkmale von Vulnerabilität.“ Es kann vermutet werden, dass es einen Unterschied macht, ob Vulnerabilität dem Erleben bereits unterstellt oder als Ergebnis festgestellt wird. Letzteres bringt möglicherweise einen tieferen Einblick in das Erleben und schafft Raum zur Präzisierung und Weiterentwicklung des theoretischen Konzepts von Vulnerabilität. Eine dritte Version sind Studien, die sich dem Phänomen auf theoretischer Ebene annähern, indem sie der Frage nachgehen, wie vollständig das objektive Konzept die erlebte Vulnerabilität abbildet bzw. abbilden kann. Die nachfolgend vorgestellten Studien weisen zum Teil Mischungen dieser unterschiedlichen Versionen auf. Es handelt sich dabei mehrheitlich um Studien mit einem qualitativen Design, d. h. die Ergebnisse sind nicht verallgemeinerbar, sondern dienen der Konzeptualisierung des Phänomens und zeigen Tendenzen.

Die im Folgenden vorgestellten Studien erheben keinen Anspruch auf Vollständigkeit der Erkenntnisse zum subjektiven Erleben von Vulnerabilität, sondern sollen einen Einblick geben, wie vielgestaltig sich das subjektive Phänomen Vulnerabilität im Kontext der Pflege zeigen kann. Die Darstellung orientiert sich an Gemeinsamkeiten hinsichtlich der Quelle von Vulnerabilität. Darüber hinaus soll damit auch dargelegt werden, wie sich das subjektiv erlebte Phänomen in das objektive Konzept einfügt bzw. in welcher Weise Letzteres einer Erweiterung oder Präzisierung bedarf.

Ungewissheit als Quelle von Vulnerabilität

Sharon McKinley und andere (2002) untersuchten die Vulnerabilität von Menschen nach einem Intensivaufenthalt. Ziel war es, ein Verständnis für die Erfahrungen eines schwerkranken Menschen auf einer Intensivstation zu gewinnen. Vulnerabilität von zu Pflegenden während des Aufenthalts auf einer Intensivstation ist auf die extreme körperliche und seelische Abhängigkeit zurückzuführen. Als Ursachen für eine erhöhte Vulnerabilität geben die betroffenen Personen einen Mangel an Informationen und personenbezogener Pflege sowie Angstzustände an. Letzteres war mitunter bedingt durch einen Mangel an Schlaf und Ruhe. Die Vulnerabilität nahm ab, wenn sie über die Ereignisse auf der Intensivstation auf dem Laufenden gehalten wurden, wenn auf ihre individuellen Bedürfnisse eingegangen wurde und wenn ihre Familienangehörigen anwesend waren. Die Ergebnisse dieser Studie legen nahe, dass die Vulnerabilität von Intensivpatientinnen und -patienten durch die Vermittlung von Sicherheit verringert werden kann, d. h. dass sie ausreichend darüber informiert sind, was passiert, und dass die Pflege und medizinische Versorgung auf ihre individuellen Bedürfnisse zugeschnitten wird (McKinley et al. 2002). Auch wenn die Ergebnisse nicht verallgemeinert werden können, werden zwei für die Pflegepraxis wichtige Aspekte deutlich: es sind dies die Wichtigkeit des sozialen Umfelds für das Erleben von Vulnerabilität und die Bedeutung von Information und Wissen, worum es geht und was mit einem geschieht.

Ein anderes Beispiel für die Selbstwahrnehmung von Vulnerabilität findet sich in der Studie von Jan Frich und anderen (2006), die Menschen mit der Diagnose heterozygote familiäre Hypercholesterinämie und dem Risiko für koronare Herzkrankheiten untersuchten. Es handelt sich bei der heterozygoten familiären Hypercholesterinämie um eine angeborene Störung des Lipidstoffwechsels, charakterisiert durch eine frühzeitige Manifestation einer koronaren Herzerkrankung. In dieser Studie konnte festgestellt werden, dass die

Teilnehmerinnen und Teilnehmer ein sich veränderndes Gefühl der Vulnerabilität für koronare Herzkrankheiten in zwei Phasen entwickelten. Die erste Phase betrifft den Zeitpunkt, nachdem die Familienanamnese erfasst und die eigene Betroffenheit realisiert wurde. Die zweite Phase tritt mit dem Vergleich der eigenen Situation mit jener ihrer Familienmitglieder ein. Es wird nach Gemeinsamkeiten und Unterschiede das Geschlecht, den Cholesterinspiegel, die Verwendung lipidsenkender Medikamente und den Lebensstil betreffend gesucht. Das persönliche Gefühl der Vulnerabilität für Herzkrankheiten veränderte sich, wenn sich die eigene Situation bzw. die von Familienangehörigen veränderte, z. B. bei Herzproblemen in der Familie, bei Krankheitserfahrungen oder beim Elternwerden (vgl. Frich et al. 2006). Interessant an dieser Studie ist, dass nicht alleine die eigene Krankheit, sondern auch jene im sozialen Umfeld Vulnerabilität erzeugen bzw. verstärken kann. Die Ungewissheit, die durch eine genetische Disposition ausgelöst wird, wird mit den Erkenntnissen in der Genetik zunehmend häufiger ein Thema sein. Das Beispiel verdeutlicht darüber hinaus, wie wichtig die Familienanamnese für das Verstehen von Sorgen und Ängsten von zu Pflegenden ist.

In der ebenfalls auf Herz-Kreislauf-Erkrankungen ausgerichteten Studie von Ingrid Røysland und anderen (2017) wurde der Übergangsprozess beobachtet, den Menschen mit nicht erklärbaren Schmerzen in der Brust während der Teilnahme an einem Trainingsprogramm durchlaufen. Die Studienteilnehmerinnen und -teilnehmer wurden aus einer Gruppe von Menschen rekrutiert, die aufgrund von durch Bewegung hervorgerufenen Brustschmerzen untersucht wurden, aber normale bzw. nahezu normale Koronararterien aufwiesen. Während eines mehrwöchigen Trainingsprogramms führten die Studienteilnehmerinnen und -teilnehmer Tagebücher, in denen sie festhielten, wie sie in den letzten Monaten von Schmerzen in der Brust betroffen waren, wie die Schmerzen in der Brust ihren Alltag beeinflusst haben und was die Trainingsgruppe, an der sie teilgenommen hatten, für sie bedeutete. In dieser Studie ist die erlebte Vulnerabilität das Ergebnis, mit der Kernkategorie „*konfrontiert mit der Vulnerabilität der eigenen Person*". Zu dieser Kernkategorie wurden drei Unterkategorien formuliert: (1) das Ausbalancieren der existentiellen Ungewissheit, (2) die Veränderung der körperlichen Wahrnehmung und (3) eine fähigere Person werden. Diese drei Unterkategorien lassen erkennen, dass mit Vulnerabilität nicht nur negative Aspekte, sondern Entwicklungsmöglichkeiten verbunden sind (vgl. Røysland et al. 2017).

Was die drei bisher vorgestellten Studien gemeinsam haben, ist das Phänomen der Ungewissheit über die Krankheit bzw. deren Verlauf als eine Ursache für Vulnerabilität.

Exkurs Ungewissheit

Ungewissheit als „etwas nicht mit Sicherheit wissen" ist eine menschliche Erfahrung: Wir wissen nicht, was die Zukunft bringt. Dies trifft auf kranke Menschen im Besonderen zu. Es ist dies die Ungewissheit über die Schwere der Krankheit, den möglichen Schmerz, den Behandlungserfolg, die Auswirkungen der Krankheit auf das eigene und das Leben anderer oder die Fähigkeit, die Träume und Ambitionen des Lebens zu verfolgen. Krankheitsbezogene Ungewissheit ist ein relativ gut erforschtes Phänomen. Bereits Mitte der 1980er Jahren wurde dazu von Merle H. Mishel eine Theorie mittlerer Reichweite entwickelt und später auf Basis neuer Erkenntnisse präzisiert (vgl. Mishel 1990). Ungewissheit wird von Michel als die Unfähigkeit bezeichnet, ein Krankheitsgeschehen in seiner Bedeutung einschätzen zu können, weil dazu kein kognitives Schema vorhanden ist. Dies kann zum einen an fehlenden Informationen liegen oder aber prinzipiell an der Unmöglichkeit, eine sichere Aussage über den Verlauf oder den Ausgang eines Krankheitsgeschehens zu machen. Michel gibt vier Ursachen für Ungewissheit an:

- Vieldeutigkeit (Ambiguität) bezüglich des Krankheitszustandes
- Komplexität der Behandlungsschemata und des Versorgungssystems
- Informationsdefizit im Hinblick auf die Diagnose und die Schwere der Erkrankung
- Unvorhersagbarkeit des Krankheitsverlaufs und der Prognose

Mishels Theorie der Ungewissheit lässt sich sowohl auf eine vorübergehende Ungewissheit bei akuten Krankheitsgeschehen als auch auf eine anhaltende Ungewissheit bei chronischen und rezidivierenden Erkrankungen anwenden. Sie umfasst drei zentrale Aspekte:

1. der Ungewissheit vorausgehende bzw. verursachende Bedingungen
2. die Bewertung der Ungewissheit
3. die Bewältigung der Ungewissheit

Zu den vorausgehenden und verursachenden Bedingungen zählen im Wesentlichen die Vertrautheit oder die Unkenntnis der Krankheitszeichen bzw. die Un-/Kenntnis der Prognose. Im Umgang mit den vorausgehenden bzw. verursachenden Bedingungen sind kognitive Fähigkeiten zur Informationsverarbeitung notwendig. Ebenso bedarf es weiterer Ressourcen wie Bildung, soziale Unterstützung und ein Vertrauen in Autoritäten bzw. Expertinnen und Experten. Der Grad an Ungewissheit wird davon bestimmt, wie viel von diesen Aspekten vorhanden sind.

Die Ungewissheit kann unterschiedlich bewertet werden. Sie kann als Gefahr, aber auch als Chance gedeutet werden, wobei sich die Einschätzung über die Zeit verändern kann. In Mishels Theorie gibt es zwei Beurteilungsprozesse, die Schlussfolgerung und die Illusion. Die Schlussfolgerung bezieht sich auf die Bewertung der

Unsicherheit anhand von Beispielen verwandter Situationen. Das können selbst erlebte Ereignisse sein oder aber auch Erfahrungen von anderen Menschen. Je nachdem wie die Schlussfolgerungen ausfallen, wird die Unsicherheit als Chance oder als Gefahr bewertet. Der Bewertungsprozess der Illusion bezieht sich auf die Konstruktion von Überzeugungen, die allgemein positiv sind. Das heißt, die Unsicherheit wird als Potenzial für ein positives Ergebnis gedeutet. Ereignisse werden zu einer Illusion umgewandelt, d. h. jeder ungewisse Aspekt der Krankheit wird durch die Erzeugung von Illusionen positiv bewertet. Beide Prozesse können durch die betroffene Person selbst oder durch unterstützende Personen im Umfeld gefördert werden. Mishel schlägt vor, dass die Illusionserzeugung als Intervention nur in Situationen, in denen eine Krankheit einen bestimmten Abwärtstrend zeigt, verwendet werden soll (vgl. Mishel 1990).

Die Art der Bewältigung der Ungewissheit hängt davon ab, ob diese als Gefahr oder Chance bewertet wird. Wird sie als Gefahr bewertet, ist damit zu rechnen, dass Bewältigungsstrategien zur Verringerung der Unsicherheit gewählt werden. Wird die Ungewissheit als eine Chance gesehen, werden Bewältigungsstrategien zur Aufrechterhaltung der Unsicherheit in Anwendung kommen, weil nur durch die Aufrechterhaltung eine positive Einschätzung der Situation möglich bleibt. Sind die Bewältigungsstrategien wirksam, kommt es zu Anpassung. Gelingt die Anpassung nicht oder nicht gut, dann liegt dies weniger an der Ungewissheit als an der Fähigkeit, passende Bewältigungsstrategien zu entwickeln (vgl. Mishel 1990). Ungewissheit ist kein unveränderlicher Zustand. Reflexion, Überlegen und Nachdenken können zu Veränderungen führen und Möglichkeiten der Orientierung eröffnen (vgl. Winkler 2004, S. 51).

Die Theorie der krankheitsbedingten Ungewissheit gibt einen guten Einblick in das komplexe Phänomen der Krankheitsbewältigung. Der Zusammenhang zur Vulnerabilität ergibt sich auf zwei Ebenen. Zum einen ist Ungewissheit ein Teilaspekt von Vulnerabilität, und zum anderen ist der Aspekt der Adaption mit passenden Copingstrategien Ansatzpunkt zur Milderung oder positiven Nutzung von Ungewissheit, so dass diese auch zur Milderung oder Verringerung von Vulnerabilität beitragen.

Einsamkeit, Stigmatisierung und Marginalisierung als Quellen von Vulnerabilität

Eine spezielle Zielgruppe in der Pflege sind ältere und alte Menschen. Lone Grøn (2016) untersuchte das Thema Alter und Vulnerabilität aus drei Perspektiven: aus der Managementperspektive, aus der Perspektive von Pflegenden und aus der Perspektive von älteren Menschen. Übereinstimmung zwischen diesen Perspektiven gab es in folgenden Aspekten: Alter bedeutet Körperzerfall, erlebte Verletzlichkeit und die steigende Bedeutung von Familie und Netzwerken. Die Autorin konnte beobachten, wie Vulnerabilität und Handlungsfähigkeit als koexistente Formen des Lebens über die Zeit bedeutende Veränderungen durchmachten, basierend auf dem Erleben von Grenzen, von

Krankheit und von Verlusten im Alter (vgl. Grøn 2016). Ähnliche Ergebnisse finden sich in der Studie von Anneli Sarvimäki und Bettina Stenbock-Hult (2016), die der Frage nachgingen, wie sich Vulnerabilität aus Sicht von älteren Menschen darstellt. Das zentrale Ergebnis dieser Studie ist, dass sich im Alter ein tieferes Gefühl der Verletzlichkeit einstellt, das die Autorinnen in sechs Unterthemen präzisieren: eher einen Schaden erleiden, ein alter Mensch werden, ein alter Mensch in der Gesellschaft sein, Reaktionen auf Kränkungen und Verletzungen, Schutz und Vulnerabilität als Stärke. Zum Alter gehören Gebrechlichkeit und Bedrohung der Würde, aber auch die Fähigkeit, zu fühlen und sich zu entwickeln. Obwohl die Perspektive der Gebrechlichkeit und die Stigmatisierung mit dem Etikett „alter Mensch" dominieren, kann Vulnerabilität für ältere Menschen eine positive Bedeutung haben (vgl. Sarvimäki/Stenbock-Hult 2016).

In zunehmend mehr Ländern wird in der Altenpflege das gesundheitspolitische Programm ambulant vor stationär verfolgt, d. h. die familiäre oder häusliche Pflege wird favorisiert. Dass dies für betreuende Personen Belastungen mit sich bringt, ist gut untersucht. Das Ziel der Studie von Anneli Sarvimäki (2017) und anderen war es, Kenntnisse über die Vulnerabilität älterer Betreuungspersonen, die sich um ein älteres Familienmitglied kümmern, zu erlangen. Die Ergebnisse zeigen, dass die betreuenden Personen die Pflege als Teil des Menschseins ansehen. Sie berichten über eine Vielzahl von Gefühlen und moralischen Qualen sowie über körperliche, geistige und soziale Einbußen. Negative Gefühle waren Scham, Pflichterfahrung als Belastung, Sorge und Einsamkeit. Auf der anderen Seite zeigten sie Mut, schützten sich und erkannten, dass die Pflege auch eine Quelle des Reifens und der Entwicklung sein kann. Die Ergebnisse stimmen mit Aspekten von Vulnerabilität von professionell Pflegenden überein und weisen auf eine Verletzlichkeit in der beruflichen und familiären Pflege, die der gemeinsamen Menschlichkeit entspringt. Sie zeigen auch, dass pflegende Angehörige sowohl von der Gesellschaft als auch von Fachleuten Unterstützung in der Bewältigung der Aufgabe benötigen (vgl. Sarvimäki et al. 2017). Zwei Aspekte sind hier besonders hervorzuheben: die Bedeutung des sozialen Umfeldes als Quelle zur Milderung von Vulnerabilität, hier im Negativen als Einsamkeit ausgedrückt, und, wie in der vorherigen Studie schon, die Möglichkeit, durch Vulnerabilität zu wachsen.

Eine Studie von Adressa Silveira und Eliane Neves (2012) richtet den Fokus auf das andere Ende der Lebensspanne, auf die individuelle, soziale und programmatische Vulnerabilität von Kindern mit speziellen Bedürfnissen. Dabei wurde die Perspektive von Familienangehörigen bzw. Bezugspersonen erfasst. Die Autorinnen unterscheiden hierzu die individuelle Vulnerabilität, die sich auf die Fragilität der Kinder bezieht, und die soziale Vulnerabilität, bei der der Aspekt der Nichtbeachtung von Symptomen im Zentrum steht, was dazu führt, dass sich Eltern vom System unterdrückt fühlen. Es wird weder deren

Vulnerabilität wahrgenommen noch wird auf ihre Expertise gehört. Dies führt zu Verzögerungen in der Diagnosestellung und in der Behandlung, mit der möglichen Konsequenz von schweren Komplikationen im Gesundheitszustand des Kindes. Daraus ergibt sich eine weitere Form der Vulnerabilität, die programmatische. Sie drückt sich im schwierigen Zugang zu Gesundheitsleistungen aus. Eltern sind ständig auf der Suche nach einer angemessenen Behandlung, die sie oft nur in privaten und teuren Kliniken finden (vgl. Silveira/Neves 2012). Sie werden damit an den Rand des Gesundheitssystems gedrängt.

An AIDS erkrankte oder HIV-positiv diagnostizierte Menschen werden traditionell als vulnerable Gruppe bezeichnet. Entsprechend finden sich dazu mehrere Untersuchungen. Jene von Joseph de Santos und Susana Barroso (2011) hatte zum Ziel, das Leben mit einer HIV-Infektion zu beschreiben. Auch in dieser Studie ist Vulnerabilität das Ergebnis. Es wird formuliert als „Das Leben in Stille“, das sich aus vier Subkategorien formt: (1) Konfrontation mit Sterblichkeit und Krankheit, (2) Kampf mit Veränderungen, (3) mangelnde psychosoziale Unterstützung und (4) Erfahrung der Verletzlichkeit. Das Phänomen der Verletzlichkeit begleitet den gesamten Krankheitsverlauf. Bei der Diagnose fehlt es den Betroffenen an psychosozialer Unterstützung. Dieser Verlust in Verbindung mit hinzukommenden physischen, psychischen, sozialen und spirituellen Veränderungen kann zu körperlicher Schwäche, psychologischer Hilflosigkeit, sozialer Isolation und spirituellem Stress führen. Dadurch steigt das Risiko für körperliche und psychische Belastungen. Dieser gesamte Prozess wird durch die Stigmatisierung und Marginalisierung von HIV-Infizierten verstärkt (vgl. De Santis/Barroso 2011). In dieser Untersuchung sind zwei Aspekte von besonderem Interesse; die Stigmatisierung, die Konsequenzen wurden bei der Frage von gruppenspezifischen Zuschreibungen erörtert, und die Marginalisierung, mit der Folge einer mangelnden bzw. fehlenden Unterstützung.

Die Untersuchungen mit alten betreuten und betreuenden Menschen, mit Familien mit kranken Kindern sowie HIV-infizierten Personen weisen die gemeinsamen Merkmale Einsamkeit und Stigmatisierung aus sowie, an den Rand des Gesundheitssystems gedrängt zu sein. Diese Merkmale können dem Konzept der Marginalisierung zugeordnet werden.

Exkurs Marginalisierung

Marginalisierung leitet sich vom lat. margo, marginis = „Rand“ ab. Im sozialen Kontext bedeutet Marginalisierung, dass Menschen an den Rand gedrängt werden und nicht uneingeschränkt am sozialen, kulturellen oder politischen Leben teilnehmen können. Handelt es sich dabei nicht um Individuen, sondern um mehrere Menschen mit gleichen Merkmalen, werden diese als Randgruppen bezeichnet. „An den Rand gedrängt" beinhaltet einen eingeschränkten Zugriff auf Ressourcen und einen begrenzten Zugang zu Entscheidungsprozessen einer Gemeinschaft. Afaf Ibrahim Meleis and Eun-Ok Im definieren Marginalisierung als den Prozess, durch den Personen aufgrund ihrer Identität, Zugehörigkeit, Erfahrungen und Umwelt ausgegrenzt werden (vgl. Meleis/Im 1999, S. 95). Bereits Mitte der 1990er Jahre wurde von Joanne Hall eine Pflegetheorie mittlerer Reichweite zu dem Phänomen der Marginalisierung entwickelt. Hall ging es dabei vorrangig um traditionelle soziale Randgruppen, wie obdachlose oder drogenkranke Menschen, aber auch um Frauen und Menschen mit anderen Ethnizitäten, die aus ihrer Sicht aufgrund ihrer gesellschaftlichen Stellung einer besonderen Beachtung in der Pflege bedürfen. Ihre Theorie der Marginalisierung durchlief über die Jahre mehrere Phasen der Veränderung bzw. Weiterentwicklung. So wurden zu den internen Faktoren Dazwischen- und Anderssein, eine Stimme oder Macht haben, externe Aspekte wie Eurozentrismus, Zwang, Ökonomie oder Verführung hinzugefügt. Verschiedene Forschungsteams haben von den frühen 2000er Jahren bis 2018 Halls Theorie der Marginalisierung auf ein breiteres Spektrum von Zielgruppen der Pflege, u.a. chronisch kranke Jugendliche, Obdachlose, Drogenabhängige und Frauen, angewandt (vgl. Baah/Teitelman/Riegel 2019, S. 2). Ein letztes Update der Theorie erfolgte 2016 auf Grundlage feministischer, postkolonialistischer und kritischer Theorien zu Ethnizität. Dabei wurden die Aspekte der Globalisierung, Intersektionalität (Art und Weise, wie Auswirkungen mehrerer Formen der Diskriminierung zusammenwirken), Privilegien, Mikroaggressionen und implizite Vorurteile (vgl. Hall/Carlson 2016) hinzugefügt.

Baar et al. (2019) untersuchten auf Halls Theorie basierend in einer Literaturübersicht, wie sich das Phänomen der Marginalisierung im Gesundheitsbereich auswirkt. Sie stellten der Studie folgende Definition voran: Marginalisierung ist ein Prozess, durch den bestimmte Bevölkerungsgruppen gleichzeitig mehreren sozialen Determinanten ausgesetzt sind, wodurch ihr Zugang zu gesundheitsfördernden Ressourcen eingeschränkt wird und gleichzeitig das Risiko für eine schlechte Gesundheit steigt. Zu den drei Determinanten zählen: (1) Bildung von Grenzen, (2) Leben zwischen Kulturen und (3) Erzeugen von Vulnerabilität. Der Prozess der Ausgrenzung bzw., an den Rand gedrängt zu werden, erfolgt durch die Bildung von Barrieren zwischen einer Person und der Umgebung. Marginalisierung kann im Einzelfall und systematisch erfolgen, gemeinsamer Nenner ist, dass Personen von wirtschaftlicher, gesellschaftspolitischer und kultureller Teilhabe verdrängt werden, dies gilt auch für die Teilhabe an Gesundheitsdienstleistungen. Dieser Prozess ist mit Macht und Dominanz gegenüber anderen verbunden, d. h. mit der Fähigkeit, über eine bestimmte Gruppe sozialpolitisch, wirtschaftlich und psychologisch Kontrolle auszuüben. Die Stimmen jener Personen, die von einer sinnvollen und gerechten Verteilung von Ressourcen in der Gesellschaft ausgeschlossen sind, werden kaum bis gar nicht gehört. Die gesellschaftliche Position wird durch Einkommensunterschiede, Beruf, Bildung, Ethnizität, Geschlechterrollen und Wohnort beeinflusst.

Während die Grenze der Trennung zwischen der dominanten und der peripheren Gruppe dient, führt eine unvollständige Integration der marginalisierten Gruppe in eine der beiden Gruppen zum Leben zwischen den Kulturen. Eine unvollständige Integration bedeutet, dass ein Individuum oder eine Gruppe Merkmale der ursprünglichen Kultur aufgibt, um sich mit der dominierenden Gesellschaft zu verbinden, dies jedoch nicht zur Gänze schafft. Sie leben zwischen zwei Kulturen und bewegen sich dadurch am Rande der Gesellschaft. Diese Personen konzentrieren sich häufig auf bestimmte Wohngebiete, die sich durch begrenzte Beschäftigungs- und Bildungsmöglichkeiten sowie angemessene Gesundheitsleistungen auszeichnen. Der Alltag der betroffenen Menschen kennzeichnet sich durch einen physischen und einen psychologischen Kampf ums Überleben. Sie werden mit der Entscheidungsnotwendigkeit zwischen routinemäßigen Gesundheitschecks und der monatlichen Miete oder dem Besorgen von Medikamenten und nahrhaften Lebensmitteln konfrontiert. Der kumulative Effekt einer Ausgrenzung und einem Leben zwischen Kulturen führt zur Vulnerabilität. Die komplexe Wechselwirkung zwischen soziopolitischen, wirtschaftlichen, strukturellen, kulturellen und zwischenmenschlichen Umständen stellt sowohl physiologische als auch psychologische Bedrohungen für diese Menschen dar. Für chronisch kranke Personen bedeutet dies z. B., dass sie weder ihrer Rolle als Kranke noch ihrer sozialen Funktion befriedigend nachkommen können. Dies resultiert in einer sozialen Isolation und führt wiederum zu einer Verschlechterung des Gesundheitszustands (vgl. Baah/Teitelman/Riegel 2019, S. 3 f.). Es finden sich evidente Erkenntnisse, dass sowohl die Erfahrung als auch die Wahrnehmung der Marginalisierung mit schlechter Gesundheit aufgrund von Stress, Angstzuständen, Depressionen, Arbeitsunfällen und einem eingeschränkten Zugang zu Gesundheitsdienstleistungen zusammenhängen. Die Perspektive der Marginalisierung, d. h. die Betrachtung von Personen und deren Gesundheit aus Sicht der Ausgrenzung, sollte dazu beitragen, gezielte Interventionen zu entwickeln, die über eine bestimmte Einrichtung bzw. über individuelle Maßnahmen hinausgehen (vgl. Baah/Teitelman/Riegel 2019, S. 6).

Fehlende Anerkennung von vulnerablen Lebenssituationen

Die drei folgenden Studien zum Erleben von Vulnerabilität beschäftigen sich mit unterschiedlichen Zielgruppen, denen Vulnerabilität nicht er- oder anerkannt wird und zu dem gemeinsamen Ergebnis einer sozialen Vulnerabilität führen.

In der Studie von Emma Lough und Marisa Fisher (2016) wurde die Selbsteinschätzung der sozialen Vulnerabilität von Erwachsenen mit Williams-Syndrom mit der Einschätzung der Eltern verglichen. Es handelt sich beim Williams-Syndrom um eine genetische Störung, die Auswirkungen auf den gesamten Körper hat. Merkmale sind z. B. eine breite Stirn, eine kurze Nase und volle Wangen, leichte bis mittelschwere kognitive Einschränkungen mit besonderen Problemen bei visuellen Raumaufgaben wie Zeichnen und weniger Problemen mit der Sprache. Menschen mit Williams-Syndrom sind anderen Menschen gegenüber sehr offen und aufgrund ihrer kognitiven Einschränkungen vulnerabel. Die Studie zeigt, dass Personen mit Williams-Syndrom keine oder nur geringe Einsicht in ihr eigenes Verhalten haben, das zu Verletzungen führen kann. Die Eltern berichten demnach auch durchwegs über eine höhere soziale Vulnerabilität ihrer Tochter bzw. ihres Sohnes als die am Williams-Syndrom erkrankten Personen selbst. Die niedrigere Bewertung der sozialen Vulnerabilität der Betroffenen selbst im Unterschied zu ihren Eltern unterstreicht die Bedeutung der Selbsterkenntnis bei der Entwicklung von Interventionen zur Milderung sozialer Vulnerabilität (vgl. Lough/Fisher 2016).

Eine Studie von Karin Örmon und Ulrica Höberg (2017) aus dem psychiatrischen Bereich gibt Hinweise auf die Vulnerabilität im Zusammenwirken von Mensch und System. Ein Ziel der Studie war es, ein Verständnis zu erlangen, wie der Missbrauch und die Begegnung mit Angehörigen der Gesundheitsberufe das Leben der Betroffenen beeinflussen. Ein Leben mit Missbrauchserfahrungen leben zu müssen, bedeutet Vulnerabilität, die hinderlich für den Genesungsprozess sein kann. Die Verletzlichkeit resultiert aus der Unsicherheit in Bezug auf die eigene Identität. Sie geht mit dem Gefühl einher, ohne das Missbrauchsereignis eine andere Person geworden zu sein und dadurch gerechtere Chancen im Leben gehabt zu haben. Wird in der professionellen Pflegebeziehung kein Vertrauensverhältnis aufgebaut, kann die Vulnerabilität durch die Betreuung weiter erhöht werden. Relevant für die klinische Praxis ist das Erfassen der existenziellen Dimensionen der Verletzlichkeit und der verletzlichen Lebenssituation. Die Studie zeigt, wie sehr die Begegnung mit Angehörigen der Gesundheitsberufe das Leben von zu Pflegenden beeinflussen kann (vgl. Örmon/Hörberg 2017).

In einer belgischen Untersuchung von Corine Tidtke (2015) wurde die Unterstützung von Arbeitnehmerinnen mit Brustkrebs nach der Rückkehr an den Arbeitsplatz untersucht. Die Schlüsselerlebnisse aus der qualitativen Studie wurden mit verletzlich fühlen, arbeitsfähig und unterstützungsbedürftig sein bezeichnet. Die Erfahrungen zeigen wenig Unterschiede zwischen den Befragten, jedoch variierten die Hintergründe der Vulnerabilität. Die Vulnerabilität ergab sich vornehmlich aus einer doppelten Belastung, durch die Kombination von krankheitsbedingten körperlichen und psychischen Faktoren und den Anforderungen, die im Privatleben wie z. B. durch die Haushaltsführung hinzukamen. Obwohl die Frauen sich (mehr oder weniger) arbeitsfähig fühlten, mussten neue Stressfaktoren bewältigt werden. Es entstand ein Bedürfnis nach Unterstützung am Arbeitsplatz, ausgehend von der Anerkennung ihrer Vulnerabilität. Die befragten Frauen empfanden diese Unterstützung allerdings nur dann als ausreichend, wenn sie auf ihre spezifischen Probleme zugeschnitten war, z. B. wenn sie vom Arbeitgeber beraten wurden und das Arbeitstempo zunächst selbst bestimmen konnten. Die Erfahrung von beiden Seiten, dass Vulnerabilität nicht statisch ist, erleichterte angemessene Reaktionen am Arbeitsplatz, womit das Gefühl der Verletzlichkeit reduziert werden konnte (vgl. Tiedtke et al. 2015). Interessant an dieser Studie ist, dass die Anerkennung der Vulnerabilität im sozialen Umfeld dazu beiträgt, diese zu reduzieren.

Positive und negative Aspekte zum Erleben von Vulnerabilität zusammengefasst

Die vorgestellten Studien zum Erleben von Vulnerabilität zeigen untereinander und auch mit dem objektiven Konzept von Vulnerabilität einige Gemeinsamkeiten. Ausgangspunkt ist die anthropologische Vulnerabilität, die durch Krankheit, Alter und Behinderung verstärkt wird, aber auch Positives mit sich bringt. So wird in mehreren Studien deutlich, dass Vulnerabilität positive Seiten z. B. im Hinblick auf eine bewusstere Lebensweise hat und damit eine Ressource darstellen kann. Letzteres ist eine Dimension, die im Gegensatz zu den bisher genannten Erkenntnissen im objektiven Konzept von Vulnerabilität eher wenig Beachtung findet. Etymologisch kann der Zusammenhang jedoch gut hergestellt werden. Die Bedeutung von Vulnerabilität, abgeleitet von „Wunde", umfasst auch Offenheit (vgl. Purdy 2004, S. 27). Und so kann durch Offenheit durchaus etwas Positives entstehen. Für die Pflege ist dieser erweiterte Blick auf die Vulnerabilität von besonderer Bedeutung, weil damit mögliche Ressourcen zur Krankheitsbewältigung erfasst werden können.

Auf der Negativseite zieht sich die Bedrohung der Integrität aufgrund einer körperlichen, emotionalen und sozialen Abhängigkeit wie ein roter Faden durch alle Studien. Ältere Menschen, HIV-positive Menschen und Familien mit kranken Kindern berichten von einer gesellschaftlichen Marginalisierung, die als Einsamkeit und im Sinne eines sozialen Ausschlusses als verstärkenden Effekt erlebt wird. Das heißt, wer durch besondere Lebensumstände speziell vulnerabel ist, wird im sozialen Kontext, das können auch die verschiedenen Einrichtungen des Gesundheitswesens sein, noch vulnerabler. Eine weitere Gemeinsamkeit ist die Bedeutung von sozialen Netzwerken und die Unterstützung durch dieselben. Hier zeigt sich zum einen, dass die Wahrnehmung und Anerkennung von Vulnerabilität diese reduzieren kann. Gibt es kein unterstützendes soziales Umfeld, ist von einer sozialen Vulnerabilität die Rede. Dies gilt auch, wenn sich das soziale Umfeld oder Netzwerk gegenüber den Betroffenen nachteilig verhält, z. B. durch Ausgrenzung oder wie im Fall von genetischen Dispositionen, durch einen Vergleich oder der möglichen Voraussicht, ähnliches zu erleben. Hier spielt vor allem das Phänomen der Ungewissheit eine große Rolle.

1.4 Das Erleben von Vulnerabilität – Erkenntnisse zur Selbstwahrnehmung von Abhängigkeit und Schutzbedürftigkeit Pflegender

Vulnerabilität ist nicht nur eine Eigenschaft von zu Pflegenden. Auch Pflegende sind in der Ausübung ihres Berufs der Gefahr einer spezifischen Vulnerabilität ausgesetzt, nämlich dann, wenn sie mehr oder weniger dauerhaft mit Krankheit, dem Leiden und Sterben von anderen Menschen konfrontiert werden (vgl. Diehl et al. 2018; Thorup et al. 2012) und keine Unterstützung in der Bewältigung erhalten. Dies zeigt sich mitunter darin, dass sie Schutzmaßnahmen ergreifen, um der emotionalen Belastung entgegenzuwirken. Die Ursachen für die Vulnerabilität Pflegender sind jedoch vielfältiger, z. B. auch wenn es an Wissen fehlt oder wenn sie in ihrem Urteil von anderen abhängig sind, wenn sie die Pflege, die sie leisten wollen, aus organisatorischen, infrastrukturellen oder persönlichen Gründen nicht erbringen können oder wenn sie psychischer oder physischer Gewalt durch zu Pflegende oder im Kollegium ausgesetzt sind. Diese professionelle Vulnerabilität kann Pflegende durch Gefühle wie Frustration, Angst und Ärger anfälliger für körperliche Beschwerden und für emotionalen und psychischen Stress machen. Pflegende, die durch eine moralisch herausfordernde Arbeitsumgebung belastet sind, haben möglicherweise Schwierigkeiten, sich in einen Dialog mit den zu Pflegenden zu begeben, da ihnen das Selbstvertrauen fehlt, oder vermeiden diesen als Schutzmaßnahme. Die Folge kann eine gestörte professionelle Pflegebeziehung sein, die die Qualität der Pflege beeinträchtigt. Die zwischenmenschliche emotionale Arbeit der Pflege ist jedoch von wesentlicher Bedeutung für die Erreichung gemeinsam gesetzter Ziele, daher ist es umso wichtiger, die Vulnerabilitätserfahrungen zu erfassen. Auch wenn auf diesem Gebiet noch Forschungsbedarf besteht (vgl. Davenport/Hall 2011, S. 183), finden sich doch einige Ergebnisse, die in diesem Abschnitt überblicksmäßig vorgestellt werden.

Professionelle Vulnerabilität in pflegespezifischen Settings

Emotional besonders herausfordernd ist der Bereich der Palliativpflege. Sie gilt als von Natur aus schwierig, weil sie die Vulnerabilität von sowohl zu Pflegenden als auch Pflegenden in besonderer Weise offenlegt. Eine Studie von Ying-Chun Liu, und Hsien-Hsien Chiang (2017) zeigt, wie Pflegende ihre Erfahrungen mit der Pflege am Lebensende selbst sehen und wie sie ihre bisherige Erfahrung und Denkweise verändern müssen, wenn sie in diesem Beruf überleben möchten. Pflegende leiden tatsächlich, wenn sie das Leiden der zu Pflegenden miterleben. Das Leid zwingt sie jedoch dazu, sich selbst zu hinterfragen und Veränderungen im Denken und in der Haltung vorzunehmen, damit sie die Leidenschaft für die

Pflege am Lebensende aufrechterhalten können und diese als Privileg anerkennen. Wichtig hierzu ist die kontinuierliche Reflexion im Team (vgl. Liu/Chiang 2017). Die Wahrnehmung der Vulnerabilität des Gegenübers ist vielfach keine bewusste Entscheidung, daher ist es umso wichtiger, sich darüber auszutauschen, auch um die ethische Sensibilität zu fördern.

Dies wird in einer Studie von Charlotte Thorup und anderen (2012) bestätigt, die zum Ziel hatte, die Erfahrung von Pflegenden dahingehend zu untersuchen, wie die eigene Vulnerabilität und das erlebte Leid ihre moralische Entwicklung beeinflussen und ob eine professionelle Betreuung angeboten werden kann, wenn sie mit der Vulnerabilität und dem Leid konfrontiert sind. Dabei wurde die moralische Entwicklung als persönlicher und existentieller Prozess verstanden, der der Fähigkeit zur professionellen Pflege zugrunde liegt. Pflegende müssen hierzu das Gefühl haben, vollständige Menschen mit eigenen persönlichen Eigenschaften und individueller Sensibilität zu sein, um sich mit anderen Menschen in Verbindung setzen zu können. Die Studie zeigt deutlich, dass die moralische Entwicklung eine Kombination aus persönlichen Merkmalen der Pflegenden und ihrer beruflichen Qualifikationen ist, die sich im Laufe der Zeit verändern und entwickeln. Ebenso zeigt sich, dass die persönlichen und beruflichen Erfahrungen der Pflegenden in Bezug auf Vulnerabilität und Leiden die moralische Entwicklung beeinflussen. Dabei können diese entweder als Augenöffner dienen, aber auch zur Entwicklung von blinden Flecken führen. Schwäche, Leid und schmerzhafte Ereignisse prägen den Mut der Pflegenden, den zu Pflegenden dabei zu helfen, sich ihrer eigenen Vulnerabilität und ihrem Leid zu stellen, die Vulnerabilität und das Leiden der Patientinnen und Patienten zu bestätigen und sich selbst zu vertrauen, wenn es darum geht, für eine professionelle Pflege zu sorgen und sie zu erbringen. Das Ausmaß des eigenen Schwächeempfindens, des Leidens und der schmerzenden Erfahrungen von Pflegenden scheinen den Mut, sich den Herausforderungen zu stellen, zu bestimmen (vgl. Thorup et al. 2012).

Besondere Belastungen finden sich auch in der psychiatrischen Pflege, wie dies eine Studie von Solfrid Vatne (2017) zeigt. Das Verhalten ernsthaft psychisch kranker Patientinnen und Patienten ist für die Gestaltung einer professionellen Pflegebeziehung eine Herausforderung. Pflegende sind tagtäglich einer Reihe negativer Emotionen ausgesetzt, die durch potenziell oder tatsächlich verletzenden Erlebnissen und Erfahrungen hervorgerufen werden. Sie schützten sich durch das Ziehen von Grenzen, dies widerspricht jedoch deren Vorstellungen über den Aufbau einer vertrauensvollen Beziehung zu den zu Pflegenden. Daraus ergeben sich Schuldgefühle, die eine Belastung darstellen, vor allem dann, wenn darüber nicht gesprochen werden kann. In der Praxis ist es daher wichtig, dass diese belastenden Gefühle erkannt und systematisch nachbesprochen werden (vgl. Vatne 2017).

In einer Studie von Érick I. dos Santos und Antonio M. T. Gomes (2013) zum Thema HIV/AIDS wurde dem Zusammenhang von Wissen, Vulnerabilität und Empowerment in Bezug auf die Pflege von Menschen mit HIV/Aids nachgegangen. Vulnerabilität drückt sich in der Angst aus, unvorbereitet zu sein, und durch einen Mangel an fundierten und evidenzbasierten Kenntnissen, der zu einer Unsicherheit führt. Diese Unsicherheit reduziert sich mit der Aktualisierung des Wissensstandes, der Akzeptanz der Arbeit mit der Zielgruppe sowie mit der Dauer der beruflichen Praxis (vgl. dos Santos/Gomes 2013). Reflexion über die eigene Verletzlichkeit und auf aktuellem Wissensstand zu sein sind demnach zwei Strategien im Umgang mit der professionellen Vulnerabilität.

Vulnerabilität aufgrund der Abhängigkeit von Urteilen anderer und damit verbundene organisatorische und infrastrukturelle Aspekte werden im Kontext des moralischen Disstress als Konsequenz erforscht.

Exkurs Moralischer Disstress

Das Phänomen des moralischen Disstress wurde erstmals 1984 vom amerikanischen Ethiker Andrew Jameton beschrieben. Jameton stellte in Interviews mit Pflegenden fest, dass diese nicht immer ihren moralischen Vorstellungen entsprechend handeln können. Er bezeichnete die Reaktion auf Situationen, in denen jemand weiß, was richtig ist, aber institutionelle Grenzen und Zwänge daran hindern, es zu tun, als moralischen Disstress (vgl. Jameton 1984, S. 6). Die Folge ist ein Gewissenskonflikt, der zum Gewissenszwang wird, wenn entgegen dem eigenen moralischen Urteil gehandelt werden muss. Im Konzept von Jameton wird zwischen anfänglichem moralischen Stress als Zeichen, dass jemand ein Gewissen hat, und reaktivem moralischen Disstress, mit physischen und psychischen Belastungen, unterschieden (vgl. Jameton 1993, S. 542). Anfänglicher moralischer Stress kann Positives bewirken, weil dadurch das Bewusstsein für ethische Probleme erhöht wird. Hält dieser Stress an, weil z. B. keine Reaktion darauf folgt, wird er krankmachend. Jametons Definition zum moralischen Disstress bildete die Grundlage für zahlreiche Untersuchungen und das Fundament für eine erste Konzeptualisierung sowie für die Entwicklung eines Messinstruments. Mary C. Corley fasste die bestehenden Erkenntnisse zu einem theoretischen Modell zusammen und entwickelte 2001 das erste und in den folgenden Jahren mehrmals revidierte Assessment zur Erfassung des moralischen Disstress' (Moral Distress Scale, MDS) (vgl. Lamiani/Borghi/Argentero 2017, S. 52). Dem Konzept von Corley liegt eine etwas erweiterte Definition als jene von Jameton zugrunde. Demnach tritt moralischer Disstress dann auf, wenn die Pflegende weiß, was für die zu Pflegenden am besten ist, dies aber im Widerspruch zu dem steht, was die Organisation, zu Pflegende, Familien oder die Gesellschaft verlangen (vgl. Corley 2002, S. 636). Corley findet in den verschiedenen Untersuchungen zwei Arten des Umgangs mit moralischem Stress bzw. Disstress: den moralischen Mut, die Themen anzusprechen, was zu moralischem Wohlbefinden führt, und das Ertragen, Mitleiden und die Bildung von sogenannten Residuen von moralischem Disstress. Residuen bezeichnen ein Aufstauen von Stresssituationen, die über längeren Zeitraum zu einem verminderten Wohlbefinden bei zu Pflegenden und bei Pflegenden zur Resignation, zum Burn-out und zu Überlegungen, den Beruf zu verlassen, führt (vgl. Corley 2002, S. 641 ff.). Dass die Entdeckung des moralischen Disstress' in der Pflege stattgefunden hat, lässt darauf schließen, dass sich das Phänomen hier in spezifischer Weise zeigt. Pflegende sind aufgrund ihrer Position vielfach abhängig von Urteilen anderer bzw. sind mit den Folgen von den Handlungen anderer konfrontiert, worin die spezifische Vulnerabilität liegt. Nichtsdestotrotz sind aber auch andere Disziplinen im Gesundheitswesen davon betroffen, wie dies im deutlichen Anstieg der Beschäftigung mit diesem Thema in den letzten Jahren und der Diversifizierung der Zielgruppen zu beobachten ist (vgl. Lamiani/Borghi/Argentero 2017, S. 60). Moralischer Disstress findet sich ebenfalls bei zu Pflegenden und ihren Angehörigen, wenngleich es hierzu eher wenig Erkenntnisse gibt (vgl. Howe 2017, S. 4).

Um auf moralischen Disstress reagieren zu können, ist es notwendig, das Konzept und die Zeichen zu verstehen. Nicht jedes angeführte negative Gefühl und nicht jede Arbeitsunzufriedenheit ist Kennzeichen von moralischem Disstress, und nicht jedes Burn-out oder jede Absicht, den Beruf zu verlassen, basiert auf moralischem Disstress. Die konzeptionellen Grundlagen zum moralischen Stress haben seit Jameton und Corley eine weitere Differenzierung erfahren. So finden sich in der einschlägigen Literatur nicht nur der moralische Stress und Disstress, sondern auch die Begriffe moralischer Konflikt, moralisches Dilemma, moralische Bedenken und Ungewissheit. Die Differenzierung der Begrifflichkeit sollte zur einer besseren Erfassung des Disstresses und seiner Ursachen beitragen (vgl. Schrems 2017, S. 14). Moralischer Stress ist die Reaktion auf ein moralisch herausforderndes Ereignis (Stressor oder Stimulus) und ein Warnsignal (vgl. Howe 2017, S. 3 f.). Nur wer z. B. das ethische Prinzip der Fürsorge kennt und anerkennt, gerät in eine Stresssituation, wenn es nicht erfüllt werden kann. Die Nichterfüllung wird dann zur Belastung, wenn keine Kontrolle über die Situation oder über die Art der Entscheidung ausgeübt werden kann. Kann diesem negativen Stress wiederholt nichts entgegengesetzt werden, bleiben Reste von negativen Emotionen zurück, die auf lange Sicht kumulieren und negative Auswirkungen auf das körperliche und psychische Befinden haben. Die psychische Belastung zeigt sich u.a. darin, dass auf ähnliche Situationen immer stärker reagiert wird, ein Zeichen, dass die moralische Integrität verletzt ist. Die Kumulation von moralischem Disstress wird Crescendo-Effekt genannt (vgl. Epstein/Hamric 2009, S. 333). Das Problem des moralischen Disstress kann jedoch nicht nur auf die persönliche oder individuelle Emotion reduziert werden, sondern umfasst auch systembedingte Stressoren, nämlich immer dann, wenn sich niemand dem aufgestauten Emotionen annimmt (vgl. Epstein/ Hurst 2017, S. 37 f.). Jameton hat diesen Aspekt in seiner aktualisierten Definition aufgenommen, in der er moralischen Disstress als gemeinsame Erfahrung in komplexen Gesellschaften definiert, die entsteht, wenn Individuen klare moralische Urteile über gesellschaftliche Praktiken haben, aber Schwierigkeiten, einen Ort zu finden, in dem sie die Bedenken ausdrücken können (vgl. Jameton 2013, S. 297). Die von Jameton und Corley entwickelten Grundlagen stellen bis heute die Basis für die empirische Forschung und für die Theorieentwicklung zum moralischen Disstress dar. Grundlegend hierbei sind die zwei Seiten des moralischen Disstress: das individuelle Empfinden und die mangelnde institutionelle Bereitschaft, sich diesem anzunehmen.

Um moralischen Stress bzw. Disstress differenziert erfassen zu können, wird in verschiedenen Studien mit den erweiterten Definitionen von stresserzeugenden Situationen gearbeitet, wie moralische Bedenken oder Unwissenheit darüber, was das Richtige ist. Werden moralische Bedenken, Ungewissheit und Konflikte mit in die Definition von moralischem Disstress aufgenommen, können im klinischen Alltag daraus resultierende Probleme differenzierter erfasst werden, wie z. B. Loyalitätskonflikte, verspätete Reaktionen oder Bedenken oder das „moralische Unglück" als Sonderfall, wenn eine gut gemeinte Aktion zu einem negativen Ergebnis führt (vgl. Campbell/Ulrich/Grady 2016, S. 3-5). Moralische Bedenken oder Ungewissheit entstehen z. B. in Situationen, in denen keine unmittelbare Entscheidung erforderlich ist, weil sie durch andere getroffen wurde, diese aber als bedenklich empfunden wird, aber auch, wenn über den Ausgang einer Entscheidung Ungewissheit in moralisch herausfordernden Situationen oder Unsicherheit bzw. Bedarf an Anleitung besteht (vgl. Fourie 2017, S. 580; Hopia/Lottes/Kanne 2016, S. 667). Von einem moralischen Konflikt wird hingegen gesprochen, wenn mehrere Werte oder ethische Prinzipien in Konflikt geraten und unvereinbare Handlungen erfordern, aber letztendlich ein Wert oder ein Prinzip als moralisch richtig benannt werden kann (vgl. Fourie 2015, S. 94). Die Lösung solcher Konflikte verlangt, alle Prinzipien, Werte oder Pflichten gegeneinander abzuwägen, so dass erkennbar wird, wie das moralisch richtige Handeln aussehen soll (vgl. Gaudine et al. 2011, S. 9 f.). Die ursprüngliche Konzeption von moralischem Disstress basiert auf einem moralischen Dilemma im Sinne eines Gewissenszwangs und stammt aus der Pflege. Dies wird mit der hierarchisch untergeordneten Position begründet. Im Unterschied zum moralischen Konflikt ist ein moralisches Dilemma nicht direkt lösbar, da bei einem Dilemma mehrere gleichwertige moralische Anforderungen auftreten (vgl. Brink 1994, S. 220 f.). Welche Handlung auch gewählt wird, es wird immer ein Prinzip, ein Wert oder eine Pflicht verletzt (vgl. Fourie 2015, S. 94). Ein moralisches Dilemma entsteht mitunter, weil die angestrebte gute Wirkung einer Handlung nur mit einem unvermeidbaren schlechten Nebeneffekt erreicht werden kann. Dies wird auch das Prinzip der doppelten Wirkung genannt (vgl. Woodward 2001). Ein klassisches Dilemma in der Pflege stellt die Entscheidung zwischen Autonomie und Sicherheit bzw. Schaden vermeiden und Wohltun dar. Es sind dies Prinzipien, die im pflegerischen Alltag ein permanentes Spannungsfeld darstellen, das es ständig und immer wieder aufs Neue auszuloten gilt. Ein moralisches Dilemma kann, muss aber nicht unbedingt die Ursache für Disstress sein. Eine Situation kann „entstresst" werden, wenn z. B. im Rahmen einer Reflexion alle Für und Wider abgewogen und das kleinere Übel festgemacht werden kann.

Die Ergebnisse der bisherigen Erkenntnisse zum moralischen Disstress zusammenfassend stellen Georgina Morley und andere (2019) in einer Übersichtsarbeit die Kombination von drei Determinanten für Ursachen moralischen Leids fest: (1) Die Erfahrung eines moralischen Ereignisses, (2) die Erfahrung von „psychischem Stress" und (3) die direkte kausale Beziehung zwischen (1) und (2) (vgl. Morley et al. 2019, S. 646).

Moralischer Disstress als Quelle von Vulnerabilität

Die empirischen Untersuchungen zum moralischen Disstress im Gesundheitsbereich basieren auf drei zentralen Werten: auf dem Wohlergehen der zu Pflegenden, auf dem Wohlergehen der Mitarbeiterinnen und Mitarbeiter sowie auf der gerechten Verteilung der Belastung innerhalb der Gesundheitsberufe (vgl. Fouché/Chubb 2017, S. 580). Die zentrale Erkenntnis ist, dass die Schlüsselelemente von moralischem Disstress und demnach auch für die professionelle Vulnerabilität in der Pflege im Prinzip der Fürsorge (vgl. Lauxen 2009, S. 426) und im hierarchischen Machtgefälle liegen. Daraus resultiert ein Gefühl der Machtlosigkeit bzw. der Unfähigkeit, den professionellen Ansprüchen angemessen zu pflegen (vgl. Pauly/Varcoe/Storch 2012, S. 6). Mara Corley hatte für die Pflege bereits Beginn 2000 folgende Quellen des Disstress' festgestellt: die Behandlung von zu Pflegenden wie Objekte, um institutionelle Anforderungen zu erfüllen, die Behinderung der Arbeit durch gesundheitspolitische Zwänge, die Verlängerung des Sterbeprozesses durch medizintherapeutische Maßnahmen, ohne dass zu Pflegende oder Familien um den Zustand wissen, und die Definition des Hirntodes (vgl. Corley 2002, S. 639). Younjae Oh und Chris Gastmans (2015) fassen rund 15 Jahre später die Ergebnisse einer Literaturreview zu den Ursachen des moralischen Disstress in drei Punkten zusammen: (1) das negative ethische Klima, (2) die Anordnung nutzloser Pflege(-tätigkeiten) und (3) der Pflegenotstand (vgl. Oh/Gastmans 2015, S. 24). Diese drei Faktoren werden in zahlreichen Untersuchungen bestätigt. Giulia Lamiani und andere (2017) berichten in einer systematischen Übersichtsarbeit über eine Reihe übereinstimmender Erkenntnisse, dabei steht auch hier an erster Stelle der Zusammenhang von moralischem Disstress und einem negativen ethischen Klima in Gesundheitseinrichtungen. Kennzeichnend dafür sind eine mangelnde Unterstützung von Kolleginnen und Kollegen und vom Management allgemein im Umgang mit schwierigen Pflegesituationen sowie ein Mangel an Respekt gegenüber Kolleginnen und Kollegen und zu Pflegenden. Als eine weitere Quelle für das negative Klima wird die interprofessionelle Zusammenarbeit von Pflege und Medizin angegeben. Für die Pflege selbst werden mit moralischem Disstress ein Mangel an Wissen und Durchsetzungsvermögen, Machtlosigkeit, Selbstzweifel und wenig Autonomie assoziiert. Auch wenn sich in den Studien keine einheitliche Erkenntnis abbildet, konnte dennoch gezeigt werden, dass ein Mangel an Zeit für die Pflege moralischen Disstress fördert (vgl. Lamiani/Borghi/Argentero 2017, S. 61-64). Joan McCarthy und Chris Gastmans (2015) fügen diesen Erkenntnissen folgende weitere Quellen für moralischen Disstress hinzu: aggressive und sinnlose Behandlung, durch die die zu Pflegenden Schaden erleiden, unnötige Tests, ungenügende Behandlung und im Speziellen mangelhaftes Schmerzmanagement, inkompetente oder unzureichende Versorgung und Täuschung oder mangelnde Einholung der Zustimmung zur Behandlung. Ebenso werden schwierige Arbeitsbedingungen und Ressourcenbeschränkungen, fehlende Leitlinien und die Verlagerung des Fokus von zu Pflegenden und Familien auf Organisation, Kostensenkung, wirtschaftliche Effizienz und erhöhte Arbeitsbelastung genannt (vgl. McCarthy/Gastmans 2015, S. 148). Ann Hamric und andere (2012) fassen die Quellen für moralischen Disstress in die drei Kategorien, interne, externe und klinische Quellen zusammen: Interne Quellen umfassen individuelle Charakteristika der Pflegenden, z. B. die Sozialisierung, Anweisungen von anderen zu befolgen, die Unfähigkeit, ethische Fragen zu identifizieren, eine erhöhte moralische Sensibilität und mangelndes Verständnis der gesamten Situation. Externe Quellen betreffen organisationsspezifische Aspekte, z. B. unzureichende Kommunikation zwischen Teammitgliedern, Toleranz von störendem und missbräuchlichem Verhalten, nicht übereinstimmende inter- oder intraprofessionelle Perspektiven oder im Widerspruch mit Pflegebedürfnissen stehende Prioritäten der Versorgung aus Angst vor Rechtsstreitigkeiten. Klinische Quellen beziehen sich auf Aspekte der Behandlung im engeren Sinne. Hierzu zählen z. B. unnötiger Ressourcenverbrauch, Verlängerung oder Beschleunigung des Sterbens, inkompetentes Gesundheitspersonal, Vermittlung von falscher Hoffnung oder Vorenthaltung der Wahrheit (vgl. Hamric/Borchers/Epstein 2012, S. 2).

Die Folgen von dauerhaft moralischen Disstress sind moralische Verletzungen. Sie treten auf, wenn eine Handlung zutiefst gegen den eigenen Ethikkodex verstößt, aber auch wenn jemand Opfer eines solchen Verstoßes wurde oder passiver Zeuge eines solchen Verstoßes war (vgl. Antonelli 2017, S. 406). Merkmale sind u.a. Arbeitsunzufriedenheit, Burn-out und die Überlegung, den Beruf zu verlassen. Die negativen Emotionen sind Zorn, Frustration, Schuld, Verlust von Selbstwertgefühl, Depression und Albträume sowie körperlichen Symptome. Beschrieben werden persönliches Leiden, Sorge, Angst, Hilflosigkeit, Ohnmacht, Scham, Verlegenheit, Trauer, Kummer, Elend und Schmerz (vgl. Lamiani/Borghi/Argentero 2017, S. 63 f.). Elizabeth Epstein und Ann Hamric (2009) finden in ihren Untersuchungen darüber hinaus drei Reaktionen von Pflegenden auf anhaltenden moralischen Disstress: (1) Rückzug aus herausfordernden Situationen, (2) Änderung oder Wechsel der Position und (3) kontinuierliche Thematisierung (vgl. Epstein/Hamric 2009, S. 7). Alle drei können als Schutzverhalten gegenüber der eigenen Verletzlichkeit gedeutet werden. Diese Ergebnisse werden in der Literaturarbeit von Oh und Gastmans bestätigt. Pflegepersonen, die kumulierten moralischen Disstress erleben und im Beruf verbleiben, ziehen sich aus der direkten Pflege zurück und entwickeln ein Misstrauen gegenüber den anderen Professionen. Es konnten in keiner der Studien positive Strategien im Umgang mit moralischem Disstress gefunden werden (vgl. Oh/Gastmans 2015, S. 24-27). Anders als Oh und Gastmans konnte Corley mehrere Bewältigungsstrategien feststellen. Neben der Ablehnung der Übernahme der Verantwortung für ethisch bedenkliche Situationen versuchten andere, die Situationen zu kontrollieren und positiv zu beeinflussen (vgl. Corley 2002, S. 1).

Die Verteilung von moralischem Disstress innerhalb der Gesundheitsberufe weist eine eindeutige Mehrbelastung der Pflegenden auf (vgl. Fourie 2017, S. 581). Sie erleben mehr moralischen Stress als Ärztinnen und Ärzte (vgl. Lamiani/Borghi/Argentero 2017, S. 61; Oh/Gastmans 2015, S. 27; Whitehead et al. 2015, S. 120). Ebenso konnte festgestellt werden, dass mit Ausnahme der Pflege bei allen nichtmedizinischen Berufen mit höherem Alter der moralische Disstress sinkt. Pflegende erleben mit den Jahren an Berufserfahrung mehr moralischen Disstress, woraus sich die Überlegung, den Beruf zu verlassen, speist (vgl. Dodek et al. 2016, S. 179).

Während der moralische Disstress auf die psychische Vulnerabilität verweist, sind Pflegende auch in physischer Hinsicht verletzlich. In unbeabsichtigter Weise, wenn es um Gefahren im Arbeitsalltag geht, wie z. B. Ansteckungs- und Verletzungsgefahr durch Keime, Nadeln oder andere Materialien oder durch die körperliche Belastung, die der Beruf mit sich bringt. Maßnahmen zur Sicherheit und Gesundheitsförderung am Arbeitsplatz sollen einen möglichen Schaden verhindern. Darüber hinaus und in zunehmendem Maße spielt auch die physische Gewalt gegenüber Pflegenden eine Rolle. Wesentlich hierbei ist, dass damit sehr häufig eine kombinierte Form der physischen und psychischen Verletzung verbunden ist. Sie zeigt sich konkret im Vertrauensverlust und allgemein in der Angst vor zukünftige Situationen, wodurch Distanz zu den zu Pflegenden als Selbstschutzmaßnahme eingenommen wird.

Physische und psychische Gewalt gegenüber Pflegenden

Untersuchungen zum Thema Gewalt gegenüber Pflegenden finden sich im Zusammenhang mit der Häufigkeit des Auftretens, möglichen Einflussfaktoren und Strategien des Selbstschutzes. Dass es sich dabei um ein zunehmendes Problem oder vielleicht zunehmend wahrgenommenes Problem handelt, wird durch Medienberichte und in zahlreichen Studien bestätigt. Eine umfassende Metaanalyse von Karen-leigh Edward und anderen (2015) zeigt deutliche Unterschiede in der Häufigkeit und der Art der Gewalt gegenüber weiblichen und männlichen Pflegenden. Weibliche Pflegende sind mit einer höheren Wahrscheinlichkeit verbaler Gewalt von zu Pflegenden und/oder Angehörigen und anderem Personal ausgesetzt als männliche Pflegende. Hingegen weisen männliche Pflegende eine höhere Wahrscheinlichkeit für körperliche Gewalt als weibliche Pflegende auf. Pflegende in der Psychiatrie sind etwa einer dreifach höheren Wahrscheinlichkeit ausgesetzt, von körperlichen Übergriffen der zu Pflegenden und/oder deren Angehörigen und anderem Personal betroffen zu sein, als Pflegende in nichtpsychiatrischen Einrichtungen (vgl. Edward et al. 2016, S. 289). Eine Untersuchung von Michael Roche und anderen (2010) zur selbstbewerteten Wahrnehmung von Gewalt (emotionale Gewalt, Bedrohung oder tatsächliche Gewalt) auf medizinisch-chirurgischen Einheiten in 21 australischen Krankenhäusern ergab, dass etwa ein Drittel der an der Untersuchung teilnehmenden Pflegenden in den letzten fünf Dienstschichten emotionaler Gewalt ausgesetzt war. Emotionale Gewalt umfasst u.a. verbale Gewalt, Einschüchterung, Manipulation, Aggressivität, Ablehnung, Herabwürdigung. Vorkommnisse über Drohungen oder tatsächliche Gewalt wurden seltener angegeben. Da es sich ausschließlich um medizinische und chirurgische Stationen handelte, wird deutlich, dass Gewalt nicht nur auf die am meisten untersuchten psychiatrischen Einrichtungen oder Notfallaufnahmen beschränkt ist. Diese Untersuchung zeigte ein sehr breites Spektrum zwischen den Abteilungen, was darauf hindeutet, dass Gewalt weniger von den zu Pflegenden als von organisatorischen Faktoren abhängt. So wurde mehr Gewalt wahrgenommen, wenn die Stationsumgebung instabil war, z. B. durch mangelnde Personalbesetzung, erhöhter Arbeitsbelastung und unerwarteter Änderungen der Bedürfnisse von zu Pflegenden, geringe Wahrnehmung der Pflegenden durch die Führung, mangelnde Autonomie der Pflegenden oder schlechte Beziehungen zwischen dem medizinischen Personal und Pflegenden. Ein höherer Qualifikationsmix und Anteil der Pflegenden mit einem Bachelor of Science war mit einer geringeren Anzahl von Gewaltwahrnehmungen verbunden. Ein interessantes Ergebnis der Studie ist, dass die Absicht, aus dem Beruf auszusteigen, mehr mit der Wahrnehmung von emotionaler Gewalt verbunden war als mit Bedrohungen oder tatsächlicher Gewaltanwendung (vgl. Roche et al. 2010, S. 18). Ähnlich wie beim moralischen Disstress kann auch hier angenommen werden, dass die Möglichkeit der Verletzung der Integrität einer Person deren Vulnerabilität erhöht. Die psychische Vulnerabilität scheint empfindsamer zu sein als die physische. Die Folgen von Gewalterfahrungen sind Wut, Frustration, Hoffnungslosigkeit, Überbelastung, posttraumatische Belastungsstörungen, Depressionen oder Angstzustände. Als Strategie des Selbstschutzes steht an erster Stelle die Überlegung, den Beruf zu verlassen. Für jene, die verbleiben, erweisen sich Deeskalationsschulungen als effektiv. Als weitere Beispiele des Selbstschutzes werden u.a. die Entwicklung eines Bewusstseins, dass zu Pflegende gewalttätig sein können, das Tragen geeigneter Kleidung, die Minimierung des Risikos einer Verletzung mit Objekten während einer Krise, Abstand halten und aktives Zuhören genannt (vgl. Martinez 2016, S. 35).

Psychische Gewalt unter Gleichgestellten

Psychische Gewalt unter Arbeitskolleginnen und -kollegen wird als *lateral violence* bezeichnet, das mit Gewalt gegenüber Gleichgestellten übersetzt werden kann. Gewalt gegenüber Gleichgesellten in der Pflege bedeutet, dass Pflegende ihre Unzufriedenheit mehr oder weniger offensichtlich aufeinander, auf sich selbst und auf weniger Mächtige richten. Beispiele für Verhaltensweisen als Reaktion auf Kolleginnen oder Kollegen sind: Gesichter machen, Augenbrauen heben, unhöfliche oder erniedrigende Kommentare abgeben, auf eine Weise handeln, die die Fähigkeit, anderen zu helfen, untergräbt, sabotieren, indem Informationen unterdrückt werden, Gruppenkämpfe und Suchen von Sündenböcken, aggressive Kommunikation, Tratsch und Missachtung der Privatsphäre bzw. das Offenlegen von Vertraulichkeiten. Ebenso fallen Mobbing und Voreingenommenheit darunter. Eine mögliche theoretische Erklärung für solche Verhaltensweisen beruht auf der Theorie der Unterdrückten von Paulo Freire. Freire nimmt an, dass Mitglieder von machtlosen, unterdrückten Gruppen an ihre eigene Minderwertigkeit glauben und sich von der eigenen Gruppe distanzieren. Sie entwickeln ein geringes Selbstwertgefühl und Angstzustände sowie die Verwendung von unterwürfigen und passiv aggressiven Verhaltensweisen, wenn sie mit der dominanten Gruppe konfrontiert werden. Machtlosigkeit und Angst bilden die Grundlage für einen Kreislauf, in dem Aggression und Wut auf die Mächtigen nach innen und auf die eigene Gruppe nach außen gerichtet werden. Analog dieser Theorie können Pflegende aufgrund ihres Mangels an Macht und Kontrolle am Arbeitsplatz, begründet in der langjährigen untergeordneten Position, als unterdrückte Gruppe mit den Merkmalen (a) geringes Selbstwertgefühl, (b) unterdrückter Ärger und (c) passiv-aggressive Kommunikation und Unterdrückung der eigenen Bedürfnisse bezeichnet werden (vgl. Roberts 2015, S. 36 f.). Neben Freires Theorie gibt es noch weitere Erklärungen, die von psychologischen Gewalttheorien einschließlich der psychoanalytischen und sozialen Lerntheorie bis hin zu biologischen Ursachen von Aggression und Gewalt reichen. Keine der Theorien kann das Phänomen vollständig erklären, als kleinster Nenner kann jener der Machtausübung bzw. des Zulassens von Machtausübung gesehen werden. Zum Aspekt der Macht liefert Michel Foucault eine differenzierte Perspektive, indem er Macht als eine Beziehung zwischen Kräften definiert, die sowohl positiv als auch negativ sein kann, und weiter anführt, dass jeder Mensch Macht besitzt, diese jedoch nur in unterschiedlicher Weise praktiziert werde. Dies gilt auch für Institutionen. Pflegende als Teil einer Institution gestalten den Diskurs über Gewalt und

Aggression und ebenso die Machtbeziehungen mit, die untereinander und mit zu Pflegenden auftreten. Indem sie sich den Machtverhältnissen nicht widersetzen, geraten sie in zirkuläre Machtbeziehungen mit einem potenziell gewalttätigen oder aggressiven Gegenüber. Die Machtbeziehung ist deshalb zirkulär, weil Pflegende sich um die Aufrechterhaltung ihrer Macht bemühen, ebenso wie dies das Gegenüber tut. Das Problem wird durch die Desensibilisierung der Pflegenden einhergehend mit der Gewöhnung an die Gewalt verstärkt. Wird die Gewalt rationalisiert und zu einem Teil des Berufs, wird sie auch Teil des Diskurses über Gewalt und Aggression (vgl. Luck/Jackson/Usher 2006, o.S.); es wird ihr nichts entgegengesetzt. Im Zusammenhang mit Vulnerabilität ist es besonders wichtig auf diesen Aspekt hinzuweisen, weil in der Gewöhnung auch mögliche Gründe für die Nichtbeachtung der Vulnerabilität bzw. der Verletzungen der zu Pflegenden liegen könnten (vgl. Gröning 2014).

Die erste Bedingung, um aus dem Kreislauf der Machtbeziehungen auszubrechen und die Vulnerabilität zu erkennen, ist, dass über die eigene Verletzlichkeit und die emotionalen Erfahrungen reflektiert wird. Dies unterstützt die Selbstverortung der Vulnerabilität. Prinzipiell kann die Pflegeperson entscheiden, wie sie den emotionalen Umgang mit anderen gestaltet, wie viel Nähe bzw. Distanz bzw. wie viel Macht sie zulässt bzw. zulassen kann. Es ist dies jedoch immer eine Entscheidung in kritischen, emotionsgeladenen Momenten. Fällt die Entscheidung für Vulnerabilität als Stärke, wird das positive Potenzial zur Selbstwirksamkeit. Werden Emotionen ignoriert, kann sich die berufsbezogene Vulnerabilität verschärfen, mit erheblichen Auswirkungen wie Stress, Angst, Frustration und Burnout (vgl. Davenport/Hall 2011, S. 185-187).

1.5 Selbstverortung von Vulnerabilität

Aus den Ausführungen zum Erleben der Vulnerabilität kann festgehalten werden, dass wenn Vulnerabilität als gelebte Erfahrung existiert, diese nur aus Sicht der Person beschrieben werden kann und schwerlich quantifizierbar ist (vgl. Spiers 2000, S. 719). Es kann auch angenommen werden, dass Menschen über ein Bewusstsein zu ihrer Verletzlichkeit verfügen, auch wenn diese nicht allgegenwärtig und kontinuierlich erlebt wird. So werden unzählige Maßnahmen für eigene Sicherheit getroffen. Wenn auch nicht als Maßnahmen zur Reduktion der Vulnerabilität bezeichnet, zielen die Handlungen im Alltäglichen genau darauf ab. Beispiele sind das Pflegen sozialer Kontakte, die gesamte Palette von Versicherungen, einbruchsichere Türen, gesunde Ernährung, das Fitnessprogramm und vieles mehr. Dies alles sollte dazu beitragen, dass bei unvorhersehbaren Bedrohungen der Schaden gering ist bzw. ausbleibt. Menschen haben die Fähigkeit, sofern sie nicht an kognitiven Einschränkungen oder Lernbeeinträchtigungen leiden, sich selbst und ihre subjektiven Erfahrungen mehr oder weniger direkt zu reflektieren. Sie entwickeln im Laufe des Lebens ein Wissen um mögliche Gefahren, d. h. Menschen können sich in der Regel im Hinblick auf Gefahren und Bedrohungen einschätzen. Sie wissen um den Grad der eigenen Vulnerabilität und um die persönlichen Ressourcen, dieser zu begegnen. Dieses Wissen sieht möglicherweise in jungen Jahren anders aus als im fortgeschrittenen Alter. Es umfasst auch das bewusste In-Kauf-Nehmen eines Risikos, wie z. B. schnelles Autofahren, bei Lawinengefahr die offizielle Skipiste verlassen, sich dem Glücksspiel oder Finanzspekulationen hingeben. Wird Vulnerabilität aus der Perspektive der erlebenden Person bestimmt, dann können Menschen rational der Meinung sein, Risiken einzugehen, sich aber nicht vulnerabel fühlen, wenn sie der Ansicht sind, dass ihr Selbst dadurch nicht bedroht ist.

Narrative Selbstkonstitution und die Wirkung der Co-Autorenschaft

Doug McConnell (2016) zufolge wird das Selbstkonzept zur Vulnerabilität in der Interaktion mit der sozialen Umwelt und in Form von Erzählungen entwickelt. Der Einfluss des sozialen Umfeldes konnte in der Studie zur vererbbaren Herzerkrankung und der Wiedereinsteigerinnen mit Brustkrebs gezeigt werden. Narrative Selbstkonstitution bedeutet, dass das Selbstverständnis gebildet bzw. wiederhergestellt wird, indem das Leben oder Ausschnitte aus dem Leben erzählt werden. Eine Erzählung wird hierzu als eine sprachliche Struktur definiert, die eine kausale, zielgerichtete oder thematische Verbindung zwischen Ereignissen angibt, um einen bestimmten Sinn zu schaffen. Indem eine Person ihre Geschichte erzählt, entwickelt sie sinnvolle Verbindungen zwischen den Ereignissen in ihrem Leben, die ihre Aufmerksamkeit erregen und die für ihre Werte und Lebenspläne relevant sind. Dabei ist der Mensch auf andere angewiesen, um herauszufinden, wer er ist und was er werden kann. Die eigene Geschichte zu erzählen, erfordert Offenheit und bringt somit eine gewisse Verletzlichkeit mit sich. Die anderen, denen die Geschichte erzählt wird, fungieren als Co-Autorinnen und Co-Autoren, die die Vulnerabilitätsgeschichte je nachdem, wie sie auf die Erzählung reagieren, positiv wie negativ mitschreiben (vgl. McConnell 2016, S. 30). McConnell zeigt dies anhand der Erzählungen von in der Kindheit missbrauchten Frauen, die, wenn sie ihre Geschichte erzählten, durch das Verhalten und Urteil anderer, z. B. im Verkennen der Situation, dadurch, dass sie nichts darüber wissen wollen, oder indem sie als schmutzig und promiskuitiv bezeichnet wurden, ein niedriges Selbstbild entwickelten. Dies machte sie verletzlich, wodurch sie die Tür für Co-Autorinnen und Co-Autoren noch weiter öffneten und die bestehende Vulnerabilität verstärkten. Die narrative Selbstkonstitution in diesen Beispielen zeigt, dass ein zugefügter Schaden durch eine negative Co-Autorenschaft lange nach Beendigung einer Beziehung im Selbstverständnis der betroffenen Personen verbleiben kann. So konnten sich diese als Kinder missbrauchten Frauen im Erwachsenenalter nicht oder nur sehr schwer von negativen Zuschreibungen ehemaliger Erzieherinnen bzw. Erzieher lösen (vgl. McConnell 2016, S. 35-40).

Eine Co-Autorenschaft kann aber auch positive Auswirkungen haben. Wenn Pflegende solch eine Co-Autorenschaft übernehmen – vielfach werden sie in diese Rolle gedrängt –, soll dies auf Basis ausreichender Kenntnisse der Themen der erzählten Geschichte erfolgen. Gleichzeitig muss die betroffene Person offen genug für eine Co-Autorenschaft sein, um den erzählerischen Inhalt, den andere bereitstellen, aufzunehmen, aber nicht notwendigerweise zu übernehmen. Als Co-Autorin in der professionellen Pflegebeziehung kann sie nicht zu offen sein und ohne Nachdenken alles akzeptieren. Förderlich ist hier eine vertrauensvolle Beziehung (vgl. McConnell 2016, S. 41 f.). Die Entwicklung eines narrativen Selbstkonzepts zur eigenen Vulnerabilität umfasst nachstehend angeführte Merkmale:

- *Integrität:* Sie wird in Frage gestellt, wenn das Selbstkonzept gestört wird – z. B. dann, wenn eine Krankheit wie aus heiterem Himmel auftritt oder andere (Co-Autorinnen bzw. -Autoren) ein anderes oder ein negatives Bild wie im Falle von HIV suggerieren.
- *Herausforderung:* Sie entsteht bei Ungewissheit, ob auf die Störung der Integrität angemessen reagiert werden kann – z. B. wenn nicht deutlich ist, wie mit der plötzlichen Krankheit oder dem negativ gezeichneten Bild umzugehen ist.
- *Handlungsfähigkeit:* Sie umfasst die Fähigkeit, der Herausforderung standzuhalten, z. B. die Krankheit in das Leben zu integrieren oder Unterstützung bei nicht negativ eingestellten Stellen zu suchen.
- *Multidimensionalität:* Wie Integrität, Herausforderung und Handlungsfähigkeit zusammenwirken ist individuell, d. h. Vulnerabilität variiert von Person zu Person und von Erfahrung zu Erfahrung, die mehrfach, gleichzeitig oder kumulativ sein kann.
- *Macht:* Sie umfasst das Ausmaß, in dem die erlebte Vulnerabilität bestimmte Handlungen auslöst oder einschränkt und die Person das Änderungspotenzial wahrnimmt. Zum Beispiel handelt es sich um gesundheitskompetente erwachsene Personen oder um junge passive Mädchen in einem Abhängigkeitsverhältnis.
- *Gegenseitigkeit der Vulnerabilität:* Dies ist für die Pflege von besonderer Bedeutung, da die Pflege überwiegend durch direkte zwischenmenschliche Interaktionen erfolgt. Alle genannten Aspekte treffen auch auf die Pflegenden zu. Für beide Seiten ist demnach wesentlich, sich bewusst zu sein, mit wem interagiert wird und wer die Co-Autorenschaft übernimmt (vgl. Spiers 2000, S. 719)

Die Wahrnehmung des Individuums und die Herausforderungen an sich selbst sowie die Ressourcen, mit denen den verschiedenen Herausforderungen begegnet wird, bestimmen die individuelle Selbstverortung von Vulnerabilität. Diese Wahrnehmungen sind einerseits sozial bestimmt, aber auch durch persönliche Werte und individuelle Realitäten gefiltert. Das Ergebnis ist das Gefühl, das Menschen von sich selbst und ihrer Verletzlichkeit haben (vgl. Spiers 2000, S. 719).

Vulnerabilität und Gesundheitskompetenz

In der Selbstverortung von Vulnerabilität ergeben sich speziell für die Zielgruppen im Gesundheitswesen besondere Herausforderungen. Vielfach sind Selbstbestimmung und Selbstständigkeit entweder im Denken (kognitiv) oder im Handeln (physisch) vorübergehend oder dauerhaft eingeschränkt. Dies kann krankheits- oder entwicklungsbedingt sein, wie z. B. bei kleinen Kindern oder bei Menschen mit dem Williams-Syndrom, bei schwerkranken, bei mobilitäts- oder bewusstseinseingeschränkten oder demenzkranken Menschen. Diese Personengruppen bedürfen eines besonderen Schutzes. Eine weitere Gruppe sind Menschen mit geringer Gesundheitskompetenz (Health Literacy). Gesundheitskompetenz umfasst das Wissen, die Motivation und die Kompetenzen zum Beschaffen bzw. Erhalten, Verstehen, Beurteilen, Bewerten, Gewichten und Anwenden von relevanten Gesundheitsinformationen in unterschiedlicher Form. Gesundheitskompetenz befähigt, im Alltag in den Bereichen der Gesundheitsversorgung, der Krankheitsprävention und der Gesundheitsförderung Urteile fällen und Entscheidungen treffen zu können, die die Lebensqualität während des gesamten Lebensverlaufs erhalten oder verbessern. Dass es sich dabei um eine nicht zu vernachlässigende Größe für die Erreichung von Gesundheitszielen handelt, zeigen Untersuchungen zum Stand der Gesundheitskompetenz in verschiedenen Ländern (vgl. Sørensen et al. 2015). Menschen mit einer eingeschränkten Gesundheitskompetenz sind in mehrfacher Weise vulnerabel bzw. dem Risiko ausgesetzt, eine bestehende Vulnerabilität zu verstärken. Erstens, weil sie sich möglicherweise durch ein gesundheitsschädigendes Verhalten gesundheitlich gefährden, und zweitens, weil sie von den Urteilen oder Meinungen von anderen Menschen abhängig sind (vgl. Kripalani et al. 2008; Sudore et al. 2006). Hinzu kommt, dass die stärksten Einflussfaktoren auf die Gesundheitskompetenzen Aspekte sind, die an sich das Risiko von Vulnerabilität in sich tragen, z. B. die finanzielle Situation, der soziale Status sowie Bildung und Alter (vgl. Sørensen et al. 2015, S. 1056). Letztere sind damit verstärkende Faktoren der Vulnerabilität, die darüber hinaus zu einer Marginalisierung beitragen.

1.6 Verletzen: Die Kehrseite von Vulnerabilität

Wenn Vulnerabilität „verletzlich sein" bedeutet, dann muss es auch jemanden geben, der oder die verletzen kann. So wie verletzlich zu sein eine menschliche Grundeigenschaft ist, ist es auch die Fähigkeit, zu verletzen (vgl. Burghardt/Dziabel/Höhne 2017, S. 167). Vulnerabilität hat demnach zwei Seiten. Die Verletzungen können sowohl verbal als auch psychisch und physisch erfolgen. Pflegende sind als Opfer wie auch als Täter davor nicht gefeit, wie dies im Abschnitt zur Vulnerabilität der Pflegenden gezeigt wurde. In diesem Abschnitt geht es jedoch um Verletzungen, die Pflegende verursachen. Gewalt trifft vor allem ältere Menschen oder Menschen mit Lernschwierigkeiten in Pflegeeinrichtungen und in der informellen Pflege. Eine einheitliche Definition zu Gewalt in der Pflege fehlt, möglicherweise aufgrund der vielfältigen Erscheinungsformen, wie dies in mehreren Studien angeführt wird (vgl. Görgen 2019, S. 72; Kremsner 2019, S. 154 f.; Richter 2013, S. 28).

> „In der Forschung wird vor allem zwischen körperlichen Formen einerseits und psychischen, emotionalen und verbalen Formen andererseits unterschieden. Auch freiheitsentziehende/-einschränkende Maßnahmen (FEM), Vernachlässigung, finanzieller Missbrauch/finanzielle Ausbeutung und sexueller Missbrauch werden dazugezählt." (Eggert/Schnapp/Sulmann 2018, S. 1)

Einer internationalen Metaanalyse von Yongije Yon und anderen (2018) zu Gewalt und Missbrauch gegenüber älteren Menschen in institutionellen Einrichtungen zufolge gaben 64,2% der Befragten an, im vergangenen Jahr in Gewalthandlungen gegenüber älteren Menschen involviert gewesen zu sein. Die Prävalenzschätzungen zu unterschiedlichen Gewaltanwendungen, die von älteren Bewohnerinnen und Bewohnern berichtet wurden, waren bei der psychologischen Gewalt am höchsten (33,4%), gefolgt von körperlicher Gewalt (14,1%), finanziellem Missbrauch (13,8%), Vernachlässigungen (11,6%) und sexuellem Missbrauch (1,9%) (vgl. Yon et al. 2018, S. 58). Eine repräsentative Studie aus Deutschland kommt zu ähnlichen Ergebnissen:

> „Knapp die Hälfte der Befragten (47 Prozent) sagt, dass Konflikte, Aggression und Gewalt in der Pflege stationäre Einrichtungen vor ganz besondere Herausforderungen stellen. Den Befragten zufolge sind die häufigsten Gewaltformen verbale Aggressivität, Vernachlässigung und körperliche Gewalt. Die Häufigkeit von Gewaltanwendung wird in der Befragung eher unterschätzt." (Eggert/Schnapp/Sulmann 2017, S. 7)

Eine retrospektive Analyse von 903 Dossiers, die von einer unabhängigen Beschwerdeinstanz für das Alter im Kanton Zürich in der Schweiz erstellt wurden, ergab ebenso ähnliche Ergebnisse: In insgesamt 150 Fällen wurde mindestens eine Form der Misshandlung oder Vernachlässigung festgestellt. 104 Fälle wurden als Missbrauch mit mindestens einer Art von Missbrauch (insgesamt 135 Erwähnungen) und 46 Fälle als Vernachlässigung (aktiv oder passiv) eingestuft. Psychologischer Missbrauch war die am häufigsten gemeldete Form (47%), gefolgt von finanziellem (35%), körperlichem (30%) und verfassungswidrigem Missbrauch (18%). In 81% der 150 Fälle gab es mindestens zwei Risikofaktoren. Bei 13% konnte kein assoziierter Risikofaktor festgestellt werden (vgl. Larcher et al. 2016, S. 1). Eine Studie aus Österreich, bei der Expertinnen und Experten in Beratungsstellen und Wohlfahrtsorganisationen zum Thema Gewalt gegen ältere Menschen befragt wurden, untermauert diese Ergebnisse. Interessant an dieser Studie ist, dass im privaten Nahbereich die Wahrscheinlichkeit für Gewalt und Missbrauch am größten ist und dass Frauen überproportional häufig davon betroffen sind. An zweiter Stelle stehen jedoch bereits Einrichtungen der Langzeitpflege und Akutversorgung. Hierbei wird einerseits das Handeln des Gesundheitspersonals angeführt, an erster Stelle steht das jedoch Problem der sogenannten strukturellen Gewalt. Insgesamt werden Beschwerden solcher Art von 80% der Expertinnen und Experten als existent genannt, wobei sie bei einem Viertel „sehr oft" oder „oft" vorkommen; unter diese Probleme fallen z. B. die mangelnde Versorgungsqualität aufgrund von Personalmangel, die mangelnde Privatsphäre bei der Unterbringung in Mehrbettzimmern, die unzureichende Ausbildung, insbesondere in Bezug auf den fachgerechten Umgang mit demenziell erkrankten Menschen oder generell der bestehende Zeitmangel, der eine nähere Zuwendung zu den einzelnen Patientinnen bzw. Bewohner/innen verhindert. Die Nennung von Übergriffen durch einzelne Mitarbeiter/innen im Sinne von Beschimpfungen oder Drohungen liegt in der Häufigkeit der Beschwerden erst an zweiter Stelle – aber immerhin geben drei Viertel der Expertinnen und Experten an, mit Fällen von Vernachlässigungen in der Pflege in Institutionen befasst zu sein, und zwar 8% „sehr oft" oder „oft" (Hörl et al. 2009, S. 43). Dies zeigt, dass die Prävalenz von Gewalt und Missbrauch gegenüber älteren Menschen hoch ist. Sie stehen häufig in einem Abhängigkeitsverhältnis, sind daher in einem gewissen Maße spezifisch vulnerabel und werden durch verschiedene Formen der direkten oder indirekten Gewaltanwendung und des Missbrauchs noch vulnerabler. Auch hier zeigt sich das Phänomen, dass Verletzlichkeit die Tür für Verletzungen öffnet, wenngleich dies dem Ethos der professionellen Pflege widerspricht. Aber gerade weil es dem Ethos entspricht, muss es thematisiert werden. Im Folgenden werden häufig vorkommende Verletzungen wie verbale Aggressivität, d. h. der verletzende Aspekt der Sprache, die Vernachlässigung u.a. durch Untätigsein und die physische Gewalt im Kontext von Vulnerabilität behandelt.

Verletzung durch Sprache

Sprache kann verletzen, eine Erfahrung, die alltäglich ist und doch die Frage aufwirft: „Warum verwunden Worte, wieso verletzt Sprache? Kann diese der physischen Verwundung anverwandte Wirkmächtigkeit der Sprache daran liegen, daß wir eben nicht nur körperliche, sondern ‚in einem bestimmten Sinne sprachliche Wesen sind und somit der Sprache bedürfen, um zu sein'?" (vgl. Krämer 2001, S. 245) Die angedeutete Antwort von Sybille Krämer auf die Frage, warum Worte verletzen, wird von Judith Butler bestätigt. Sie argumentiert, dass der Mensch ein sprachliches Wesen ist, wodurch in der Sprache das Subjekt und deren Position sowohl positiv wie negativ konstruiert werden (vgl. Butler 2006, S. 10). Dies entspricht den Wirkungen einer Co-Autorenschaft im Prozess der narrativen Selbstkonstitution. Lob und Anerkennung, ebenso wie Drohung oder Beleidigung, lösen bei Menschen etwas aus, wecken Emotionen im Positiven wie im Negativen und tragen zur Selbstkonzeption bei. Die deutlichste Ausruckweise der Verletzung durch Sprache und mit den modernen sozialen Medien gehäuft auftretende Form ist die sogenannte *hate speech, die Hassrede,* in den sozialen Medien, auch als Hasspostings bezeichnet. Menschen werden untergeordnete Positionen zugewiesen, wenn sie z. B. ein Kopftuch tragen, Behinderungen aufweisen, eine andere Hautfarbe oder sexuelle Orientierung haben, einfach nur Frau sind, sich für oder gegen eine Sache einsetzen und dgl. mehr. Butler argumentiert, dass es sich nicht um eine rein psychische Verletzung handelt, wenn eine Verletzung durch eine rassistische, sexistische oder homophobe Hassrede erfolgt.

> „Wenn wir sagen, daß eine Beleidigung wie ein Schlag trifft, implizieren wir, daß solches Sprechen unseren Körper verletzt. Und das tut es – aber nicht in der gleichen Weise wie durch eine rein körperliche Verletzung. Genauso wie eine körperliche Verletzung auch die Psyche betrifft, wirkt eine psychische Verletzung auf die körperliche Doxa, jenen gelebten und auf die Materialität des Körpers gespeicherten Glauben, der die gesellschaftliche Wirklichkeit konstituiert." (Butler 2006, S. 249)

Weil Subjektivität durch Sprache vermittelt wird, hat die Verletzung durch Sprache eine direkte Auswirkung darauf, wie der Körper erlebt bzw. wie im Körper gelebt wird. Durch die Hassrede wird das Selbstkonzept und damit die Integrität angetastet.

Dass die Macht, mit Sprache zu verletzen, im Kontext und nicht in den Worten liegt, wird z. B. in einer Aussage wie „Du wirst dich wundern, wie weit ich gehen kann" deutlich. Sie kann Positives wie auch Negatives bedeuten. Sie kann in einer Situation als drohend (z. B. in einem Streitfall) und in einer anderen Situation als Herausforderung (bei der Planung einer Wanderung) erlebt werden. Wesentlich dabei ist, wer in welchem Zusammenhang die Aussage tätigt. Wenn nun der verletzende Aspekt nicht in einem bestimmten Wort liegt, bedeutet dies, dass jedes Wort verletzend und der Effekt sehr unterschiedlich sein kann: „Die Gleichsetzung von Sprechen und Handeln beinhaltet nicht unbedingt, daß Sprechen auch effektiv handelt." (Butler 2006, S. 33) Es muss sich auch jemand dem Gesprochenen annehmen, sich angesprochen fühlen. Aber nicht nur Aussagen können verletzenden Charakter, sondern auch Bezeichnungen. Dies kann der Fall sein, wenn eine Person nicht mit ihrem Namen, sondern anhand bestimmter Attribute benannt wird. Wie z. B. der Flüchtling, die Demente, der Alte etc. Aber auch hier gilt, dass die Bezeichnungen, die von anderen erfahren wird, sich nicht mit den eigenen decken müssen. Auch darin liegt die Ohn-/Macht der Sprache und eine Stärke des Selbstkonzepts, da die Konstituierung des Selbst auch eine Handlungsmacht ausdrückt. Judith Butler führt dies am Beispiel der rassistischen hate speech folgendermaßen an, fügt aber weiter hinzu, dass die Ursache nicht alleine bei der aussprechenden Person zu suchen, sondern in einem größeren Zusammenhang zu sehen ist:

> „Die Macht eines Namens, uns zu verletzen, unterscheidet sich von der Wirksamkeit, mit der diese Macht ausgeübt wird. [...] Das Subjekt, das *hate speech* spricht, ist zweifellos für dieses Sprechen verantwortlich, jedoch nur selten sein Urheber. Das rassistische Sprechen vollzieht sich in der Anrufung von Konventionen: Es zirkuliert, und obgleich es ein Subjekt erfordert, um gesprochen zu werden, beginnt oder endet es nicht mit dem sprechenden Subjekt oder dem jeweils verwendeten Namen." (vgl. Butler 2006, S. 61)

Mit Verweis auf Michel Foucault argumentiert sie in diesem Zitat weiter, dass die Benennung oder der Name durch die Wiederholung eine Geschichtlichkeit aufweist, d. h. in etwas Größeres eingebunden ist. Es sind Konventionen, die eine verletzende Sprache zulassen, aber es ist auch die Macht des Sprechaktes selbst, die der Verletzung entgegengesetzt werden kann (vgl. Butler 2006, S. 70). Damit ist gesagt, dass die Sprache das Subjekt nur teilweise konstituiert, nämlich dann, wenn dem nichts entgegengesetzt werden kann, wenn anderen die Co-Autorenschaft ohne Widerrede überlassen wird oder werden muss. Das ist der Fall in Herrschafts- oder Abhängigkeitsverhältnissen oder in asymmetrischen Beziehungen.

Sprechen ist eine Handlung, d. h. sie ist intentional, die Folgen haben kann. Es ist eine Tatsache, dass mit Sprechen etwas bewirkt werden kann, das es zu einer Handlung macht und somit auch zu einer Pflegehandlung (vgl. Walther 2005, S. 51). Wenngleich Sprechen nicht immer als Pflegehandlung anerkannt wird, stellt sie doch das wichtigste Instrument der Pflege von der ersten Begegnung bis zum Abschied dar. Besondere Aufmerksamkeit ist dabei dem Gebrauch der Fachsprache zu widmen. Im Unterschied zur alltäglichen Sprache verweist die Fachsprache auf einen bestimmten Handlungshintergrund, ebenso ist die Situation, in der sie angewandt wird, definiert. Die Fachsprache ist kontextbezogen und vermittelt eine Asymmetrie, da sie die Sprache der Expertinnen und Experten ist und in der Kommunikation z. B. mit zu Pflegenden einer Übersetzung bedarf. Die Sprechsituationen sind von der Anamnese bis zur Entlassung vielfältig und können mehr oder weniger umfassend sein. Die Folgen eines Sprechaktes können unmittelbar und mittelbar sein. Unmittelbar sind sie in der Art der Ansprache der Person oder Bezeichnung des Zustandes. In der Pflege äußert sich dies im negativen Sinn in der sogenannten Babysprache (vgl. Sachweh 2006) oder in der Reduktion des Menschen auf dessen Krankheitszustand (Demente, Diabetikerin, COPD-Patientin, …). Ein weiteres Beispiel ist das Nichtsprechen über bestimmte Themen bzw. das Ausblenden individueller oder lebensweltlicher Aspekte in der Anamnese, die als geringes Interesse an der Person, und damit auch als eine Art der Vernachlässigung gedeutet werden können. Aber auch bestimmte Aussagen und die Art wie diese erfolgen, z. B. im Rahmen von Erklärungen, Beratungen, Beruhigungen oder motivierenden Gesprächen, können verletzen (vgl. Walther 2005, S. 53). Sprechen hat auch mittelbare Folgen, z. B. wenn Ressourcen unbeachtet bleiben, die Expertise der betroffenen Person nicht erfasst wird oder wenn belehrt statt erklärt wird. Mittelbare Folgen entstehen auch, wenn das Sprechen die Form der Diskriminierung oder einer Drohung annimmt und die Verletzung in den Folgen davon liegt – z. B. bei der Zuschreibung von diskriminierenden Merkmalen von zu Pflegenden bei der Dienstübergabe zum Schichtwechsel „Sie gibt vor, Schmerzen zu haben, …“, oder als drohende Aussage im Hinblick auf non-adhärentes Verhalten beim Entlassungsgespräch wie „Wenn Sie sich nicht an die Vorschrift halten, wird dieses und jenes passieren“, wodurch Menschen etwas vorenthalten wird oder Angstzustände entwickeln können, Zeichen falsch interpretieren und Fehler machen oder unnötig verunsichert werden. Dies alles trägt zu einer Steigerung der Verletzlichkeit bei.

Verletzungen durch sprachliche Diskriminierung, Drohung oder Beleidigung können auch Pflegende treffen, von zu Pflegenden, aber auch von Kolleginnen oder Kollegen bzw. Vorgesetzten. Beispiele sind Äußerungen über das Aussehen von z. B. weiblichen Pflegepersonen, illoyales Verhalten, wenn die im Interesse eines gemeinsamen Ziels vertretenen Ansichten verleugnet werden. Ein anderes Beispiel ist Mobbing, wenn über jemanden aus einer Gruppe schlecht gesprochen, wenn er oder sie aus der Gruppe hinausgeekelt, d. h. marginalisiert wird. Dies hat nicht nur Auswirkungen auf die Leistungsfähigkeit (vgl. Terzioglu/Temel/Uslu Suhan 2016), sondern sehr viel schwerwiegendere Folgen als erfahrene psychische Gewalt. Beispiele sind Essstörungen, psychische Erkrankungen wie Depressionen, Angstzustände, Burnout und chronische Müdigkeit oder Magen-Darm-Erkrankungen (vgl. Tong/René/Zúñiga

2017, S. 73). Eine besondere Form der Verletzung durch Sprache ist das sogenannte Cyber-Mobbing. Cyber-Mobbing am Arbeitsplatz kann den Ergebnissen einer Studie von D'Souza und anderen (2018) folgend als unerwünschtes oder aggressives Verhalten bezeichnet werden, das jederzeit durch elektronische Medien verübt wird, mit dem Ziel, die Adressaten zu schädigen, zu bedrohen oder zu demoralisieren. Ein wesentlicher Faktor ist die Anonymität, von Angesicht zu Angesicht würden solche Äußerungen nicht gemacht werden (vgl. D'Souza et al. 2018, S. 845). In den genannten Beispielen können es Worte sein, die verletzen, aber auch nicht Ausgesprochenes oder Schweigen, z. B. in Situationen, in denen eine Meinung, eine Stellungnahme oder eine Positionierung gefragt wäre.

Verletzung durch Untätigsein bzw. Vernachlässigung

Ähnlich wie Schweigen kann auch Untätigsein bzw. Unachtsamkeit, wie z. B. das Nichterkennen oder das Nichtanerkennen eines Ausnahmezustandes, verletzend sein. In diesem Zusammenhang wird vielfach von Verletzung der Menschenwürde gesprochen.

> „Aus der Würde fällt man erst, wenn man gedemütigt wird. Das kann aktiv geschehen, indem etwa die Hilfsbedürftigkeit in den Dreck gezogen wird, wenn jemand absichtlich in den eigenen Exkrementen liegen gelassen, geschlagen oder beschimpft wird. Demütigung kann auch passiv geschehen, indem unterlassen wird, was notwendig wäre: wenn zum Beispiel eine Gesellschaft nicht die Ressourcen bereitstellt, damit alle Menschen, die auf Hilfe angewiesen sind, gut versorgt werden können, oder wenn ganz einfach die Sensibilität für den würdigen Umgang mit Menschen fehlt. Die Würde wird verletzt, wenn etwa bei der Visite jemand entblößt wird, ohne auf den nötigen Sichtschutz zu achten." (Immenschuh 2018, S. 46)

Dieses Beispiel ist wesentlich für die Pflege, da es oft unbewusst geschieht. Für Pflegende sind Nacktheit oder Ausscheidung alltägliche und wenig beachtete Phänomene, die jedoch von betroffenen Menschen zur Intimsphäre zählen. Dies zeigt sich z. B. im Rückzug bei den Handlungen der Körperpflege oder dem Toilettengang. Demnach kann das Nichtbeachten von schambehafteten Situationen eine spezifische Vulnerabilität erzeugen bzw. eine bestehende verstärken (vgl. Gröning 2014).

Ein würdevoller Umgang erfordert auch die Anerkennung eines für die betroffene Person außergewöhnlichen Zustands. Dazu eine Aussage einer jungen Mutter aus einer qualitativen Studie zum Erleben von einem ungeplanten Kaiserschnitt und was sie daran gestört hat: „[...], *dass das irgendwie alles in der Routine, dass das irgendwie nichts Besonderes war für die Leute dort. Für mich war's so ein kleiner Weltuntergang* [...]." (Strauss 2015, S. 69) Die Geburt eines Kindes und die Enttäuschung, dieses nicht wie erwartet zur Welt bringen zu können, machten diese Frau verletzlich, das Nichtanerkennen dieser Situation verstärkte diese Verletzlichkeit. Sie war kein Einzelfall, auch andere Frauen in dieser Untersuchung berichteten von ähnlichen Erfahrungen, sie alle befanden sich in einem nicht wahrgenommenen Ausnahmezustand (Strauss 2015, S. 83) Der verletzbar machende Ausnahmezustand, das Besondere der Situation für die Person, ging in der Routine der täglichen Pflegepraxis unter. Es kann angenommen werden, dass nicht nur ein ungeplanter Kaiserschnitt, sondern Krankheit im Allgemeinen für die meisten Menschen ein Ausnahmezustand ist und eine fundamentale Verletzlichkeit mit sich bringt, was jedoch nicht heißt, dass damit die Handlungsfähigkeit eingeschränkt sein muss und die Anpassung bzw. Adaption an die Situation erfolgreich sein kann. Um nun die Vulnerabilität nicht wie im Beispiel des ungeplanten Kaiserschnittes durch Routine und Unachtsamkeit zu vergrößern, ist es notwendig, diese zu erkennen und unter Berücksichtigung des Ressourcenaspekts zu versuchen, sie zu verringern.

Während die Vernachlässigung von Kindern gut fundiert ist, finden sich wenig Erkenntnisse zur Vernachlässigung von erwachsenen kranken oder alten Menschen. Vernachlässigung im Alter wird durchwegs mit Missbrauch kombiniert. Eine konzeptionelle Basis ist jedoch nicht gegeben. Der Wortbedeutung folgend bedeutet Vernachlässigen: „jemandem nicht genügend Aufmerksamkeit widmen; sich nicht, zu wenig um jemanden kümmern [...] für etwas nicht die notwendige, erforderliche Sorgfalt, Pflege aufbringen, unordentlich damit umgehen." (Duden 2019f). Im pflegerischen Kontext geht es dabei um ein Nichterfüllen der Fürsorgepflicht durch ein Vorenthalten von Pflegetätigkeiten wie Körperpflege, adäquate Kleidung, Essen und Trinken, Positionswechsel, Mundpflege oder die Nichtbeachtung individueller Bedürfnisse, das Warten-Lassen, wenn Hilfe benötigt wird, oder mangelnde Zuwendung. Auf kultureller Ebene ist es z. B. die Nichtbeachtung kulturspezifischer Lebensweisen im Hinblick auf Essen, Körperpflege oder Spiritualität. In der weiter oben bereits erwähnten Studie von Larcher und anderen (2016) machte die Vernachlässigung rund ein Drittel der Missbrauchsfälle aus. Dabei wurde zwischen passiver, nicht absichtsvoll und aktiver, absichtsvoller Vernachlässigung unterschieden. Die am wenigsten vorkommende passive Vernachlässigung beinhaltete die Vernachlässigung lebensnotwendiger Bedürfnisse, das Zulassen von Unterernährung und Austrocknung, das Tolerieren von Wundliegen, den Zwang, Inkontinenzmaterialien zu tragen, sowie die Einschränkung des Zugangs zur Toilette, Informationsentzug, Einschränkung der Freiheit, übermäßige Forderungen an die zu Pflegenden und Fahrlässigkeit gegenüber Sicherheitsvorkehrungen. Zur aktiven Vernachlässigung zählen ebenso der Informationsentzug, Einschüchterung und Beschimpfung, Fixierung, um Stürze zu verhindern, einen Notfall bewusst ignorieren, trotz Indikation keinen Arzt rufen, wichtige Behandlungen stoppen, Versäumnis wesentlicher Pflegehandlungen, Entzug der Nahrung, jemanden über längeren Zeitraum allein lassen, überhöhte Anforderungen in einer Pflegesituation zu stellen und verzögerte Übermittlung von Dokumenten (vgl. Larcher et al. 2016, S. 2). Auch bei diesen Beispielen wird deutlich, dass ein Abhängigkeitsverhältnis ausgenutzt und eine bereits vorhandene Vulnerabilität verstärkt wird. Die Gründe sind wie auch bei der Gewalt allgemein vielfältig. Während ein Teil der angeführten Formen der Vernachlässigung aus einem wenig ausgeprägten oder einem abgestumpften Pflegeverständnis resultiert, lässt sich ein anderer Teil auf strukturelle Ursachen, wie chronischem Personal- und Ressourcenmangel bzw. auf die implizite Rationierung zurückführen (vgl. Ausserhofer et al. 2013, S. 126). Vernachlässigung kann auf psychosozialer Ebene zu sozialer Isolation, Einsamkeit oder Depression und auf physischer Ebene zu körperlichen Schäden bis zum Tod führen. Heiner Friesacher (2018) beschäftigte sich mit Verletzungen im Intensivbereich und kommt zu dem Schluss, dass bei diesem Thema oft von bedauerlichen Einzelfällen gesprochen werde, aber bei näherem Hinsehen sich herausstelle, dass es keine Einzelfälle sind und Tötungen von zu Pflegenden nur das Ende einer Gewaltspirale darstellen. Dazwischen fänden sich wesentlich subtilere Formen wie sprachliche Entgleisungen und Vernachlässigungen (vgl. Friesacher 2018, S. 30).

Verletzung durch Gewaltanwendung

Extreme Beispiele von Verletzungen sind Situationen physischer Gewalt. Dass sie alltäglich ist und sich nicht nur gegen zu Pflegende richtet, zeigen die Zahlen aus einem EU-Projekt und die Nachrichten zu Gewalt gegen Frauen, insbesondere jene zur Gewalt in Partnerschaften.

> „Die Häufigkeit, mit der Frauen in der EU körperliche und sexuelle Gewalt erfahren, erfordert neue Aufmerksamkeit der Politik. In den letzten 12 Monaten vor der Befragung haben etwa 8% der interviewten Frauen körperliche und/oder sexuelle Gewalt erfahren, und jede dritte Frau hat seit dem Alter von 15 Jahren eine Form des körperlichen und/oder sexuellen Übergriffs erlebt." (Für Grundrechte – Agentur der Europäischen Union 2014, S. 9)

Dennoch sind Frauen in Partnerschaften nicht allgemein als vulnerable Gruppe zu sehen. Gegenüber diesen Missbrauchszahlen steht die Zahl der gewaltfreien Partnerschaften. Es ist der spezifische Kontext, der sie vulnerabel macht, wie die Toleranz und Gewaltbereitschaft im sozialen Umfeld, eine Machokultur oder patriarchalische Systeme.

In der Pflege findet sich der Aspekt der physischen Verletzungen sowohl in informellen (vgl. Eggert/Schnapp/Sulmann 2018) wie in professionellen Pflegebeziehungen. Verletzungen durch physische Gewalt in der informellen wie auch der formellen Pflege werden nicht immer absichtlich ausgeübt, selten sind sie auch strafrechtlicher Natur. Eine Studie von Simon Eggert und Daniela Suhlmann (2014) zur Gewalt in der informellen Pflege zeigt, dass pflegende Angehörige mehrheitlich psychische und seltener physische Gewalt erleben. Während fast die Hälfte der Befragten von mindestens einem Vorkommnis von psychischer Gewalt berichtete, sind es nur gut ein Zehntel, die mindestens eine Form der körperlichen Gewalt erlebten. Hierbei ist wichtig anzumerken, dass pflegende Angehörige von Menschen mit Demenz häufiger vertreten sind. D.h. die Gewaltanwendung ist teilweise krankheitsbedingt. Es ist anzunehmen, dass eine rationale Erklärung das Ausmaß der erlebten Verletzung abschwächt, aber nicht verhindern kann. So geben aus einer Bevölkerungsuntersuchung in Deutschland 35% der Befragten mit informeller Pflegeerfahrung an, sich selbst schon mindestens einmal unangemessen verhalten zu haben, 6% geben körperliche Aggression an und 35%, dass sie mindestens einmal aggressives oder gewalttätiges Verhalten beobachtet haben (vgl. Eggert/Suhlmann 2014, S. 16). Aggressives Verhalten steht vielfach im Zusammenhang mit dem Eindringen in den persönlichen Nahbereich, wie z. B. bei der Körperpflege, beim Essenanreichen, beim Toilettengang oder beim An- und Auskleiden sowie beim Transfer oder Transport. In vielen Fällen ist es ein Zusammenspiel von situativen Aspekten, Persönlichkeitsaspekten und konkretem Verhalten der Pflegenden (vgl. Richter 2013, S. 14-15). Neben der nicht mit Absicht ausgeübten Gewalt spielen auch hier durch einen Ressourcenmangel bedingte Beschränkungen von Pflegehandlungen, Überforderungen und starke Belastungen sowie mangelhafte Fachkenntnisse eine Rolle (vgl. Staudhammer 2018, S. 2). In der professionellen Pflege ist das Extrem der physischen Gewaltausübung zwar nicht auf der Tagesordnung, jedoch ein weltweit zu beobachtendes Phänomen. Ergebnisse aus den USA bestätigen dies. So wird in einem Kongressbericht gezeigt, dass eine über einen Zeitraum von zwei Jahren durchgeführte Untersuchung von Pflegeheim-Aufzeichnungen ergab, dass fast jedes dritte Pflegeheim wegen Gewalt und Missbrauch, die möglicherweise Schaden anrichten, gemeldet wurde und bei fast 10% aller Pflegeheime Verstöße vorlagen, die tatsächlich zu mehr oder weniger schweren Verletzungen bzw. zu lebensgefährlichen Situationen führten. Zudem gaben in einer Umfrage unter Pflegeheimbewohnerinnen und -bewohnern bis zu 44% an, zu einem bestimmten Zeitpunkt misshandelt worden zu sein. Fast alle Befragten (95%) hatten gesehen, dass andere Bewohnerinnen und Bewohner vernachlässigt wurden (vgl. Nursing Home Abuse Guide.org o.D.).

Ob es nun die Organisationskultur oder intrastrukturelle Mängel in Gesundheitseinrichtungen sind, die keine adäquate Unterstützung der Mitarbeiterinnen und Mitarbeiter zur Folge haben bzw. zu Missständen führen, oder ob es krankheitsbezogene Merkmale von zu Pflegenden oder Persönlichkeitsmerkmale von Pflegenden sind, in denen die Abhängigkeit unbeachtet bleibt oder gar ausgenutzt und missbraucht wird, die Folge sind Verletzungen von Menschen in vulnerablen Situationen. Die fundamentale Vulnerabilität bringt es mit sich, dass sie in bestimmten Situationen zu einer spezifischen wird bzw. eine spezifische Vulnerabilität durch das Handeln anderer verstärkt wird. Vulnerabilität ist also individuell kontext- und situationsabhängig und beinhaltet zudem auch eine Gegenseitigkeit, die in der professionellen Pflegebeziehung wirksam wird. Dies gilt sowohl für die Verletzlichkeit als auch für den Aspekt des Verletzens. Das ethische Moment liegt jedoch nicht erst in den Folgen, sondern vielmehr im Negieren der Bedürfnisse des Gegenübers, in der Verweigerung der sozialen Interkation in einer angemessenen Art und in der Gewalt als hingenommenes Diskurselement der professionellen Pflegebeziehung.

2 Vulnerabilität im Kontext der professionellen Pflegebeziehung

Das Wesen der Pflege umfasst den Aufbau einer Beziehung mit den zu Pflegenden, um zielführende Pflegeinterventionen zur Erfüllung von physischen und psychosozialen Bedürfnissen planen und durchführen zu können. Die Pflegebeziehung ist ein Schlüsselelement einer personenorientierten Pflege im Rahmen der professionellen Pflegepraxis. Alison L. Kitson (2003) nennt folgende drei Aspekte als kennzeichnende Merkmale einer professionellen Pflegebeziehung:

- die Verpflichtung von Pflegenden, eine dauerhafte und kontinuierliche Pflegeleistung zu erbringen, solange diese nötig ist;
- das Vorhandensein eines ausreichenden Niveaus an Kenntnissen und Fertigkeiten, um sicherzustellen, dass die zur Verfügung gestellte Pflege dem Pflegebedarf der zu pflegenden Person entspricht;
- die grundlegende Prämisse, dass die Integrität der zu Pflegenden aufrechtzuerhalten ist (vgl. Kitson 2003, S. 506).

Speziell im dritten Punkt findet sich der Aspekt der Vulnerabilität wieder. Die Integrität wird dann aufrechterhalten, wenn Menschen mit sich eins sind und nach den eigenen Standards leben können. Dazu muss auch deren spezifische Vulnerabilität erfasst werden. Dies nicht alleine nur im Hinblick auf mögliche aus dem Pflegebedarf resultierende Gefahren, sondern auch im Hinblick auf die allgemeine und spezifische Vulnerabilität einer Person in der jeweils konkreten Situation. In der professionellen Pflegebeziehung sind Pflegende und zu Pflegende nicht in das persönliche Leben des jeweils anderen involviert. Sie können aus unterschiedlichen gesellschaftlichen Gruppen stammen und haben möglicherweise nicht die gleichen Ansichten, teilen nicht dieselben kulturellen Werte, Erwartungen oder Normen. Bestehen Unterschiede im Hinblick auf Lebenserfahrung, Alter, Kultur und in damit verbundenen Normen und Werten, kann dies zu Missverständnissen führen. Mit der Verpflichtung der professionell Pflegenden, die Pflege auf einer fundierten Wissensbasis zu erbringen und dafür die nötigen zwischenmenschlichen, kommunikativen und technischen Fähigkeiten aufzuweisen, soll potenziellen Missverständnissen entgegengewirkt werden, nicht zuletzt in der Verpflichtung zur Aufrechterhaltung der persönlichen Integrität der zu Pflegenden. Wird Letzteres erfüllt, kann auch vermieden werden, dass potenzielle kulturelle und erfahrungsbedingte Unterschiede zwischen den Pflegenden und den zu Pflegenden die

Qualität der Pflege mindern (vgl. Kitson 2003, S. 507). Die professionelle Pflegebeziehung ist im Unterschied zur freundschaftlichen Beziehung, die Reziprozität fordert (vgl. Schnell 2017, S. 23), vielfach durch berufsspezifische Ethikkodes bzw. Standards geregelt. Die kennzeichnenden Merkmale einer professionellen Beziehung zeigen jedoch, dass die Erfüllung derselben stark personenabhängig ist und nicht alleine mit Standards geregelt werden kann. Pflegende müssen fachkundig und kompetent sein, sich für die individuelle Pflege engagieren und wissen, wie sie die persönliche Integrität und Würde jeder in ihrer Verantwortung stehenden Person schützen. Dies findet sich in einer personenorientierten Pflege, die darauf abzielt, das Selbstpflegepotenzial der zu Pflegenden würdevoll zu optimieren (vgl. Kitson 2003, S. 509). Damit wird die Qualität der Beziehung von der Einzigartigkeit der Personen bestimmt, unabhängig vom Kontext, wie dies auch in der folgenden allgemeinen Definition von Beziehung deutlich wird.

> „Qualität der Verbundenheit oder Distanz sowie der Verbindung zwischen Menschen aufgrund von Austauschprozessen, z. B. Sprache, Gestik, Mimik, Berührung (Kommunikation). Beziehungen sind immer wechselseitig und entstehen sowohl bei aktivem, scheinbar einseitigem oder vermeintlich nichtvorhandenem Austausch (z. B. gemeinsames Schweigen)." (Pschyrembel Online 2016)

Theoretische bzw. wissenschaftliche Grundlagen zur professionellen Pflegebeziehung finden sich in zweierlei Hinsicht: Einerseits sind es auf Interkation ausgerichtete Pflegetheorien und -modelle, die angeben, wie diese Beziehung gestaltet werden bzw. aussehen soll, und andererseits geben empirische Erkenntnisse Auskunft darüber, wie sich die Beziehungen in der Praxis gestalten.

2.1 Die professionelle Pflegebeziehung aus Sicht der Interaktionstheoretikerinnen

Zu den theoretischen oder konzeptionellen Grundlagen der professionellen Pflegebeziehung werden in einem Überblick zentrale Aspekte von „Interaktionstheoretikerinnen" vorgestellt. Wie der Name bereits andeutet, handelt es sich dabei um Theorien und Modelle, in dessen Mittelpunkt die Interaktion steht. Auch wenn diese Pflegetheorien und -modelle in der Praxis kaum Anwendung finden bzw. dort verankert sind, darf ihr Stellenwert für die Professionalisierung der Pflege nicht unterschätzt werden. So standen die Theorien und Modelle am Beginn der Professionalisierung der Pflege im Sinne einer eigenständigen und wissenschaftlich fundierten Disziplin mit einer eigenen Fachsprache und einem Ethikkodex. Vieles, was heute selbstverständlich erachtet wird oder in Konzepte der personenzentrierten Pflege einfließt, hat die Basis in diesen Theorien und Modellen. Zu den Pflegetheorien und -modellen zählt auch der Pflegeprozess, der bei manchen Theoretikerinnen integraler Bestandteil ist.

Der Pflegeprozess kann in Form einer Triple Helix beschrieben werden. Eine Triple Helix bezeichnet drei parallel verlaufende Stränge, die wie eine Spirale um eine gemeinsame Achse ineinandergeschlungen sind. Im Pflegeprozess stellen „Beobachten - Intervenieren - Beobachten" den methodischen, „Anamnese - Diagnose - Maßnahmenplan - Evaluation" den inhaltlichen und der Beziehungsaufbau den dritten Strang dar. Die Verbindung der drei Stränge wird durch den Zweck der Interaktion bestimmt. Auf Seiten der zu Pflegenden sind dies ein Defizit in der Selbstpflege und vorhandene Ressourcen und auf Seiten der Pflegenden die Kompetenz zur Feststellung des Pflegebedarfs sowie die Kenntnis von Maßnahmen, diesen zu beheben bzw. als nicht verbesserbaren Zustand zu stabilisieren. Dass der Pflegeprozess jedoch nicht alleine der Erfassung des Pflegebedarfs und der Planung, Umsetzung und Evaluierung notwendiger Pflegemaßnahmen, sondern als Interaktion dem Beziehungsaufbau dient, wird in der Hektik des Alltags manchmal vergessen. Das Kennenlernen der Person, das Erfassen der Bedürfnisse und nicht zuletzt die Wahrnehmung der Vulnerabilität können nur auf einer fundierten Reflexion des Menschenbildes erfolgen. Und so dienen Pflegetheorien und -modelle nach wie vor der Reflexion des Berufsverständnisses, indem sie eine Denkrichtung vorgeben, auf deren Grundlagen Entscheidungen getroffen werden und praktisch gehandelt wird. Eine gemeinsame Sprache und Problemsicht zur Zieldefinition und Problemlösung sichern die Kontinuität der Pflegebeziehung. D.h. Theorien und Modelle dienen der Beschreibung, dem Verstehen und in einem weiteren Sinne je nach Art der Theorie auch der Erklärung und Vorhersage von Pflegephänomenen. Oder wie Hilde Steppe es formulierte: „Pflegetheorien sind als Versuche der Systematisierung und Ordnung des Gegenstandsbereichs der Pflegewissenschaft unverzichtbare und zentrale Bestandteile pflegerischer Erkenntnisgewinnung." (Steppe 2000, S. 96)

Die im Folgenden vorgestellten Interaktionsmodelle werden vor dem Hintergrund der professionellen Pflegebeziehung als Ort des Erkenntnisgewinns dargestellt. Es ist dies nur ein kleiner Ausschnitt aus den sehr umfassend fundierten Theorien und Modellen, das sei an dieser Stelle angemerkt. Um sich ein Gesamtbild der jeweiligen Theorien oder Modelle zu machen, muss in jedem Fall die Originalliteratur herangezogen werden.

Hildegard Peplau (1909-1999) definiert Pflege in ihrer Theorie der interpersonalen Beziehung als therapeutischen interpersonalen Prozess, in dem Pflegende gezielt mit zu Pflegenden interagieren. Der Beziehungsprozess zwischen Pflegende und zu Pflegenden weist vier überlappende Phasen auf: a) Die

Orientierungsphase (Sammlung von Informationen, Kennenlernen, Vertrauen schaffen), b) die Identifikationsphase (Schaffung von Problembewusstsein), c) die Nutzungsphase (Einsatz professionellen Wissens und Anleitung zur Selbstpflege) und d) die Ablösungsphase (Vorbereitung auf ein selbstständiges Leben). Pflegende nutzen die Beziehung, um die psychischen, emotionalen und spirituellen Bedürfnisse zu erfassen und die angestrebten Ziele zu erreichen. Sie bedienen sich dabei erlernter Kommunikationsfähigkeiten, persönlicher Stärken und einem fundierten Verständnis des menschlichen Verhaltens. Vertrauen entsteht, wenn zu Pflegende die Integrität und Zuverlässigkeit der Pflegenden erfahren können. Die Pflegende nimmt in der Anleitung zur Selbstständigkeit auch die Rolle der Lehrenden ein (vgl. Peplau 2009).

Immogen King (1923-2007) basiert ihre Pflegetheorie der Zielerreichung auf der Systemtheorie. Teilkonzepte der Theorie sind Interaktion, Wahrnehmung, Kommunikation, Transaktion, Selbst, Rolle, Stress, Wachstum und Entwicklung, Zeit und Raum. Diese Teilkonzepte finden sich in drei Systemen, im personalen, im interpersonalen und sozialen System, die ein Ganzes bilden. Interpersonelle Systeme werden durch die Interaktion von Menschen gebildet, soziale Systeme in der Interaktion mit der Umwelt. Im Mittelpunkt steht die Dyade von Pflegenden und zu Pflegenden, eine Beziehung, zu der jede Person persönliche Wahrnehmungen von Selbst, Rolle und persönlichem Wachstums- und Entwicklungsstand einbringt. Stimmen diese Wahrnehmungen überein, kommt es zu zielgerichteten Transaktionen. Der Pflegeprozess wird gemeinsam gestaltet, dabei nehmen die zu Pflegenden eine aktive Rolle ein. Die Basis ist die Kommunikation, mittels der Entscheidungen getroffen werden, die zur Umsetzung einer geplanten Pflege (Transaktion) notwendig sind. Werden die Ziele erreicht, erzeugt dies Zufriedenheit und Entwicklung bzw. Wachstum bei den zu Pflegenden (vgl. King 1981).

Ida Jean Orlando (1926-2007) definiert in der von ihr entwickelten Pflegeprozesstheorie den Pflegeprozess als ein dynamisches Geschehen, das auf der Interaktion zwischen Pflegenden und zu Pflegenden beruht. Der Fokus ist auf die Bedürfnisse der zu Pflegenden gerichtet. Aktionen und Reaktionen unterliegen der gegenseitigen Beeinflussung von Pflegenden und zu Pflegenden. Ausgangspunkt der Theorie ist, dass zu Pflegende ihre Bedürfnisse nicht ohne Hilfe befriedigen können und sich gestresst und hilflos fühlen. Um diese Bedürfnisse oder Ängste angemessen vermitteln zu können, bedarf es einer Beziehung zu den Pflegenden, deren Rolle es ist, den Pflegebedarf zu erfassen und mittels Maßnahmen zu befriedigen. Dazu ist Einsicht, Wahrnehmung und Intuition notwendig. Ein Ergebnis ist eine Änderung des Verhaltens der zu Pflegenden, das auf eine Erleichterung hinweist. Pflegende müssen verstehen, dass alle mit den zu Pflegenden ausgetauschten und analysierten Beobachtungen relevant und hilfreich sind, um festzustellen, ob zu Pflegende Unterstützung benötigen oder nicht. Sie können erst davon ausgehen, dass ihre Handlungen und Reaktionen angemessen oder hilfreich sind, wenn diese von den zu Pflegenden als solches bestätigt werden (vgl. Orlando 1961).

Joyce Travelbee (1926-1973) geht in ihrem von Mensch-zu-Mensch-Beziehungsmodell davon aus, dass Pflege durch die wechselseitige Beziehung von Pflegenden und zu Pflegenden gestaltet wird. Die Beziehung wird durch einen Interaktionsprozess mit fünf Phasen hergestellt: (1) *Ursprüngliche Begegnung:* Der erste Eindruck von Pflegenden und zu Pflegenden, sie sehen sich in stereotypen oder traditionellen Rollen. (2) *Erkennbare Identitäten:* Pflegende und zu Pflegende nehmen sich gegenseitig als einzigartige Personen wahr. Zu diesem Zeitpunkt beginnt der Beziehungsaufbau. (3) *Empathie:* Diese basiert auf Ähnlichkeiten der Erfahrung und auf dem Wunsch, eine andere Person zu verstehen. Das Ergebnis dieser Phase ist die Fähigkeit, sich in das Verhalten des Gegenübers einzufühlen. (4) *Anteilnahme:* Wenn jemand Anteil nimmt, ist er oder sie involviert, aber im Unterschied zum Mitgefühl im professionellen Handeln nicht behindert. (5) *Beziehung:* Sie ist eine Pflegeintervention, die das Leiden der zu Pflegenden verringert. Die Interaktionsphasen folgen aufeinander und dienen der Entwicklung einer therapeutischen Beziehung von Pflegenden und zu Pflegenden. Die Pflegende ist in der Lage, diese Beziehung aufzubauen, weil sie über die notwendigen Kenntnisse und Fähigkeiten verfügt (vgl. Travelbee 1971).

Josephine G. Paterson (1924) und *Loretta T. Zderad* (1925) nehmen als Ausgangspunkt in ihrem humanistischen Pflegemodell, dass Menschen durch ihre Erfahrungen einzigartig und entwicklungsfähig sind. Durch ihre Erfahrungen besitzen Menschen die Fähigkeit, über den Wert einer Sache zu entscheiden. Dies gilt für die Pflegefachpersonen in gleicher Weise wie für zu Pflegende. Beide äußern ihr Wesen in der Beschreibung von Erfahrungen. Zur Erfassung dieser Erfahrungen ist Offenheit notwendig. Für Pflegende bedeutet dies, dass sie in der Pflegebeziehung keine reine Expertenfunktion einnehmen, sondern ihr Wissen und ihre Erfahrungen mit dem gleichwertigen Wissen und den Erfahrungen der zu Pflegenden kombiniert. Damit wird deren Selbstverantwortung und Selbstständigkeit in der Erhaltung von Gesundheit und der Bewältigung von Krankheit respektiert und gefördert (vgl. Paterson/Zderad 1999).

Silvia Käppeli (1947) entwickelte auf Basis des humanistischen Ansatzes ein integriertes Pflegemodell (vgl. Neumann-Ponesch 2017, S. 109), das an der Einzigartigkeit des Menschen ansetzt, d. h. am Erleben und den Erfahrungen in der konkreten Situation der Betroffenen. Während die Pflegenden eine Expertise im Bereich des biomedizinischen Wissens (Fachwissen) aufweisen, sind die zu Pflegenden Expertinnen und Experten der Reaktionen und gegebenenfalls der Strategien zur Bewältigung von Krankheits- und Krisensituationen. Sowohl Reaktionen als auch Strategien stehen im Zusammenhang mit der jeweiligen Erlebens- und Lebenswelt und den gegebenen Möglichkeiten. Die subjektiven Wahrnehmungen der zu Pflegenden stellen hierbei eine gleichwertige Form der Expertise in der pflegerischen Beziehung dar.

Gemeinsamkeiten der interaktionstheoretischen Theorien und Modellen

Der gemeinsame Nenner der pflegerischen Interaktionstheorien und -modelle kann folgendermaßen formuliert werden: Die Pflege ist ein interpersonaler, dynamischer Prozess, der mehrstufig auf Lernen, Entwicklung und Wiedererlangung der Selbstständigkeit ausgerichtet ist und zwischen zwei und mehreren Personen abläuft. Ausgangspunkt dabei ist, dass Pflegende wie auch zu Pflegende eine Expertise in verschiedenen Dimensionen aufweisen, die jedoch nur in der Zusammenführung zu einem zufriedenstellenden Ergebnis führt. Die Erfassung der Expertise der zu Pflegenden, die sich in Bedürfnissen, aber auch in Sorgen und Ängsten ausdrücken kann, erfordert neben einem fundierten Fachwissen Erfahrung und Empathie. Wenngleich in den Theorien und Modellen der Aspekt der Vulnerabilität nicht direkt genannt wird, stellt sie die Grundlage der Interaktionstheorien dar. Aspekte wie Wiedererlangung der Selbstständigkeit oder Notwendigkeit der Unterstützung weisen auf Abhängigkeit als die negative Seite der Vulnerabilität, die Förderung und Unterstützung von Wachstum und Entwicklung hingegen verweist auf das positive Potenzial von Vulnerabilität.

2.2 Die Praxis der professionellen Pflegebeziehung

Während Pflegetheorien und -modelle angeben, wie Pflege und Pflegebeziehungen sein sollen, liegt der Fokus der empirischen Untersuchungen darauf, wie sich die Praxis der Pflegebeziehung darstellt. Die Erkenntnisse dazu sind nicht sehr umfassend und zeigen mehrheitlich die Perspektive der Pflegenden. In einem Literaturreview zum Thema Kommunikation und Interaktion von Steffen Fleischer und anderen (2009) wird festgehalten, dass die professionelle Pflegebeziehung ein wichtiger Aspekt der Pflegeintervention ist und sowohl positive wie negative Auswirkungen haben kann. Dabei stellt die Kommunikation einen Teil der Interaktion dar, mit dem Ziel, den Gesundheitszustand der zu Pflegenden bzw. deren Wohlbefinden zu beeinflussen. Kommuniziert wird häufig, während andere Tätigkeiten ausgeführt werden. Beim Zuhören und Nachfragen beginnt die Beziehung. Ein wesentlicher Aspekt ist die Gegenseitigkeit. Sie bezieht sich auf die kontinuierliche Prüfung und Bestätigung der Sichtweisen, d. h. auf das Teilen und Erkennen von Unterschieden. Zu Pflegende schätzen die Beziehung in hohem Maße als therapeutische Beziehung ein, wobei diese auch in zeitlich kurzen Interaktionen aufgebaut werden kann. Die Qualität der kommunikativen Beziehung von Seiten der Pflegenden hat Auswirkungen auf die Zufriedenheit und die Adhärenz der zu Pflegenden, wodurch der Versorgungsprozess und sein Ergebnis beeinflusst werden.

Wesentliche Voraussetzung auf Seiten der Pflegenden ist die Kommunikationsfähigkeit, die ein umfangreiches Repertoire an Kommunikationsstrategien, zwischenmenschliche Kompetenz, personenorientierte Herangehensweise, Sprechgeschwindigkeit, Verbindung mit der Lebenswelt der zu Pflegenden, Tonfall und die Verwendung einer gemeinsamen Sprache umfasst, ebenso wie Vertrauen, Wissen, Fürsorge, Respekt und Höflichkeit. Aspekte für eine gelingende Interaktion und einen erfolgreichen Beziehungsaufbau auf Seiten der zu Pflegenden sind das Beherrschen der Sprache und die Fähigkeit, sich mitteilen zu können. In einer Wechselwirkung stehen negative Faktoren wie soziale Distanz oder die Tatsache, dass Pflegekräfte nicht befugt sind, Informationen zu übermitteln. Kommunikationsschwierigkeiten bei älteren Menschen werden hauptsächlich durch physiologische Veränderungen wie längere Zeit zum Erkennen, Reagieren, Lernen, Bewegen und Handeln bestimmt. Intrapersonale Kompetenz zeigt sich in der Fähigkeit, zuhören zu können. Die Art der Krankheit, insbesondere im Hinblick auf Demenzerkrankungen, ist für den Kommunikationsverlauf von entscheidender Bedeutung, ebenso visuelle Behinderungen. So konnte festgestellt werden, dass mit demenzkranken Menschen weniger interagiert wird. Wesentlich für eine gelingende Kommunikation ist darüber hinaus die Fähigkeit, die Reaktionen zu synchronisieren und mit den Kompetenzen und den Prinzipien der Autonomie, der Wertschätzung und der Solidarität abzustimmen. Hinderliche Faktoren sind Etikettierung und Stigmatisierung bestimmter Gruppen oder Minderheiten. Einflussfaktoren für verringerte Interaktionen sind beruflicher Stress, Organisationsstrukturen, Arbeitskultur und bürokratische Zwänge (vgl. Fleischer et al. 2009). Die Ergebnisse zeigen mitunter, dass jene, die aufgrund einer eingeschränkten Kommunikationsfähigkeit vulnerabel sind, weniger Aufmerksamkeit anstelle von mehr erhalten, wodurch möglicherweise deren Vulnerabilität verstärkt wird.

Der Dialog zum Beziehungsaufbau

In einem Positionspapier von Lisbeth Uhrenfeldt und anderen (2018) wird die Bedeutung des Dialogs in der professionellen Pflegebeziehung hervorgehoben. Ein Dialog weist im Unterschied zum allgemeinen Begriff der Kommunikation einen relationalen Aspekt auf. Er findet zwischen (*dia*) mindestens zwei Personen statt, mit dem Ziel, durch Reden (*logos*) voneinander etwas in Erfahrung zu bringen. Der Dialog gibt einen Einblick in die Situation oder das Leben des anderen und ist damit der erste Schritt beim Aufbau einer Beziehung. Ein wichtiger Aspekt hierbei ist die Asymmetrie. Professionalität und in der Regel auch die Macht liegen auf der Seite der Pflegenden. Pflegende sind ausgebildet, um zu helfen, und haben verschiedene Möglichkeiten, die Macht, die ihnen durch die Institution übertragen wird, zu nutzen und zu gestalten. Aus diesem Grund steht für Pflegende, wenn sie sich im Dialog öffnen, auch viel auf dem Spiel, weil sie durch diese Offenheit verletzlich werden. Die Anforderungen an die Pflegenden, diese zwiespältige Position zu erkennen und damit umzugehen, sind hoch, die Basis dazu ist wiederum der Dialog. Im Dialog wird sozusagen die Beziehung aufgebaut und die jeweilige Fähigkeit, miteinander zu sprechen, sich zuzuhören, leise zu sein und/oder laut miteinander zu denken, praktiziert (Uhrenfeldt et al. 2018).

Vertrauen als Grundlage der professionellen Pflegebeziehung

Vertrauen als zwischenmenschliches und wesentliches Element der Beziehung zwischen Pflegenden und zu Pflegenden ist das herausragende Ergebnis einer Literaturrecherche von Kristine Rørtveit und anderen (2015). Vertrauen wird hierin als dynamischer Prozess gesehen, der sich im Laufe der Zeit entwickelt und bei dem Vertrauen auf andere, Risiko und Fragilität grundlegende Merkmale sind. Vertrauen in der Beziehung zwischen Pflegenden und zu Pflegenden ist wesentlich, um die Angst von zu Pflegenden zu reduzieren und ihnen ein Gefühl der Kontrolle zu geben. Das Phänomen des Vertrauens hängt mit Macht zusammen. Wenn schutzbedürftige zu Pflegende nicht in der Lage sind, ihre eigenen Bedürfnisse zu befriedigen, müssen sie sich auf den guten Willen der Pflegenden verlassen. Sie begeben sich damit in ein Abhängigkeitsverhältnis. Sich sicher zu fühlen, akzeptiert und umsorgt zu sein, ist grundlegend für den Aufbau und die Aufrechterhaltung der therapeutischen Beziehung und führt dazu, dass zu Pflegende offen sind für Informationen, die sie anderen nicht einfach so mitteilen würden, was sie vulnerabel macht. Damit Pflegende als vertrauenswürdig erlebt werden, müssen sie u.a. folgende Eigenschaften aufweisen: Sie müssen kommunikationsfähig, kompetent, praktisch fähig sowie fürsorglich, nicht wertend, freundlich und geduldig im Verhalten sein (vgl. Rørtveit et al. 2015).

Die Beteiligung von Betroffenen

Dass die professionelle Pflegebeziehung asymmetrisch verläuft, wird in der Frage der Beteiligung von zu Pflegenden im Beziehungsprozess deutlich. Im Rahmen einer Literaturreview von Eric Mayor und Lucas Bietti (2017) konnte festgestellt werden, dass die Beteiligung der zu Pflegenden alles andere als ideal ist. Am häufigsten wurde hierbei die interaktionelle Asymmetrie zugunsten der Pflegenden beobachtet. Das Muster kehrte sich nur, wenn die Begegnung bei zu Pflegenden zu Hause stattfand. Mit ausschlaggebend für die geringe

Beteiligung von zu Pflegenden am Pflegeprozess ist eine hohe Arbeitsbelastung, sie führt zu einer klaren Arbeitsteilung, bei der die meisten Themen von Pflegenden initiiert und die Antworten von zu Pflegenden gegeben werden. Dies bedeutet nicht, dass die zu Pflegenden nicht an den Interaktionen beteiligt sind, sondern dass ihre Beiträge hauptsächlich Reaktionen sind, die den instrumentellen Bedürfnissen der zu Pflegenden gerecht werden. Als hinderlich für die Interaktion wurde die Arbeit mit dem Computer erfahren, da diese die Kommunikation einschränkt. Trotz der Tatsache, dass Pflegende ihre Interaktionen mit den zu Pflegenden stark kontrollieren, kann die Macht teilweise interaktiv ausgehandelt werden. Verbale und körperliche Reaktionen können die Beteiligung der zu Pflegenden erhöhen. Zum Beispiel Fragen, die Klarstellungen einfordern, werden von zu Pflegenden als Gelegenheit betrachtet, neue Themen zu initiieren. Diese Literaturarbeit zeigt, dass die Interaktionen zwischen Pflegenden und zu Pflegenden zwar oft durch eine Asymmetrie gekennzeichnet sind, dass jedoch Raum für die Beteiligung der zu Pflegenden besteht (vgl. Mayor/Bietti 2017).

Den Moment nutzen

Der Beziehungsaufbau wird häufig als in Phasen ablaufend und linear, hierarchisch und zeitkonsumierend beschrieben. Um eine erfolgreiche Beziehung aufzubauen und eine optimale Versorgung für die zu Pflegenden zu gewährleisten, müssen Pflegende zunächst Vertrauen aufbauen, eine bestimmte Arbeitsphase durchlaufen und die Beziehung letztendlich beenden. Bonnie Hagerty und Kathleen Patuskky (2003) argumentieren, dass diese Linearität in der Praxis nicht zu erkennen sei. Zum einen machen Pflegende und zu Pflegende positive Erfahrungen von einmaligen oder kurzfristigen Begegnungen, die vor allem vor dem Hintergrund verkürzter Krankenhausaufenthalte häufig vorkommen. Zum zweiten impliziert der Prozess der Interaktion multiplikative Effekte, die gleichzeitig und nicht hintereinander auftreten. Als dynamische, wiederkehrende Interaktionen betrachtet, stellt jede Begegnung den Begriff des Aufeinanderbezogenseins aus Sicht der Interagierenden dar. Die Autorinnen hinterfragen ebenso den Aspekt des Vertrauens im Sinne eines „ganz oder gar nicht"-Phänomens, der mit dem Beziehungsaufbau verbunden ist. Vertrauen sei nicht allumfassend, so könnten zu Pflegende beispielsweise Pflegenden vertrauen, dass sie fachlich kompetente Pflege leisten, aber nicht im Stande sind, familiäre Probleme zu lösen. Daher geht es bei professionellen Beziehungen nicht unbedingt um das volle Vertrauen, sondern um so viel Vertrauen, wie für das Erreichen individuell und gegenseitig festgelegter Ziele notwendig ist. Diese Perspektive ist besonders wichtig, wenn Beziehungen in kurzen Begegnungen stattfinden. Durch so ein zeitunabhängiges Konzept des

Beziehungsaufbaus können Pflegende das Fortschrittspotenzial auch in den kürzeren Krankenhausaufenthalten und Kontakten wahrnehmen (vgl. Hagerty/Patusky 2003).

Die Interaktion als Ressource für Wohlbefinden

In einer Untersuchung zur Beziehung zwischen der Interaktion von Pflegenden und zu Pflegenden und Hoffnung, Sinn und Selbsttranszendenz von Pflegeheimbewohnerinnen und -bewohnern von Gørill Haugan (2014) wurde eine direkte Beziehung zwischen der Interaktion und Hoffnung, Lebenssinn und Selbsttranszendenz ersichtlich. Die Interaktion wird damit zu einer wichtigen Ressource für die Gesundheit und das allgemeine Wohlbefinden der zu Pflegenden. Förderlich hierbei ist die Verbesserung der Interaktions- und Kommunikationsfähigkeiten der Bezugspersonen. Die Förderung der Interaktion zwischen Pflegenden und zu Pflegenden ist darüber hinaus wichtig, um das Gefühl der Würde, der Selbstakzeptanz, der Anpassung und der Verbundenheit der Bewohnerinnen und Bewohner zu stärken. Diese Ergebnisse deuten vor allem auf den positiven Aspekt der Vulnerabilität, im Sinne des Wachstums und der Entwicklung. Die zeitliche und fachliche Kontinuität der Pflegenden wurde im Weiteren als entscheidend für die zufriedenstellende Interaktion sowie für die Gegenseitigkeit in den Beziehungen gesehen (vgl. Haugan 2014).

Gegenseitige Erwartungen offenlegen

In einer Literaturreview von Rick Wiechula und anderen (2016) zur Frage, „welche Faktoren die Pflegebeziehung zwischen Pflegenden und zu Pflegenden beeinflussen", wurden neben den bereits genannten Aspekten die Erwartungen beider Parteien als ausschlaggebend für die Qualität der Beziehung erfasst. Die zu Pflegenden erwarten, dass sie von den Pflegenden als Individuen geschätzt werden und dass sich dies im Verhalten widerspiegelt. Pflegende müssen hingegen Werte zeigen, die die Beziehung unterstützen und ein ausgewogenes Verhältnis von Wissen und Fähigkeiten sowohl für die technischen als auch für die mitfühlenden Aspekte der Pflege darlegen. Insbesondere sollten sie verschiedene Arten der Kommunikation kennen und situationsangemessen einsetzen. Der Ort, an dem Pflege geleistet wird, die Art der Betreuung und die Kolleginnen und Kollegen, mit denen Pflegende zusammenarbeiten, wirken sich auf die Beziehung aus. Die Studien zeigen ferner, dass für die Qualität der Beziehung ein zeitnahes Feedback zur Beziehungserfahrung wichtig ist (vgl. Wiechula et al. 2016).

Gemeinsamkeiten der empirischen Erkenntnisse zur professionellen Pflegebeziehung

Die exemplarisch angeführten empirischen Erkenntnisse zur professionellen Pflegebeziehung können folgendermaßen zusammengeführt werden: Die professionelle Pflegebeziehung ist ein Prozess, der sowohl in kurzen als auch länger andauernden Interkationen entwickelt wird. Mehrheitlich ist die Gestaltung der professionellen Pflegebeziehung von einer Asymmetrie zu Gunsten der Pflegenden geprägt, es ist jedoch Raum für die Beteiligung der zu Pflegenden gegeben. Die Basis dazu ist zum einen die Kommunikationsfähigkeit, die im Dialog eingesetzt wird, und zum anderen die fachliche Kompetenz, mit der Vertrauen geschaffen wird, indem angestrebte Ziele erreicht und Bedürfnisse befriedigt werden können. Eine Beziehung benötigt immer beide Parteien und deren Offenheit, d. h. ein zentrales Merkmal einer professionellen Pflegebeziehung ist auch hier, wie bei der Vulnerabilität, die Gegenseitigkeit (Abb. 2). Offenheit in der Pflegebeziehung ist aber auch die Quelle möglicher Verletzungen.

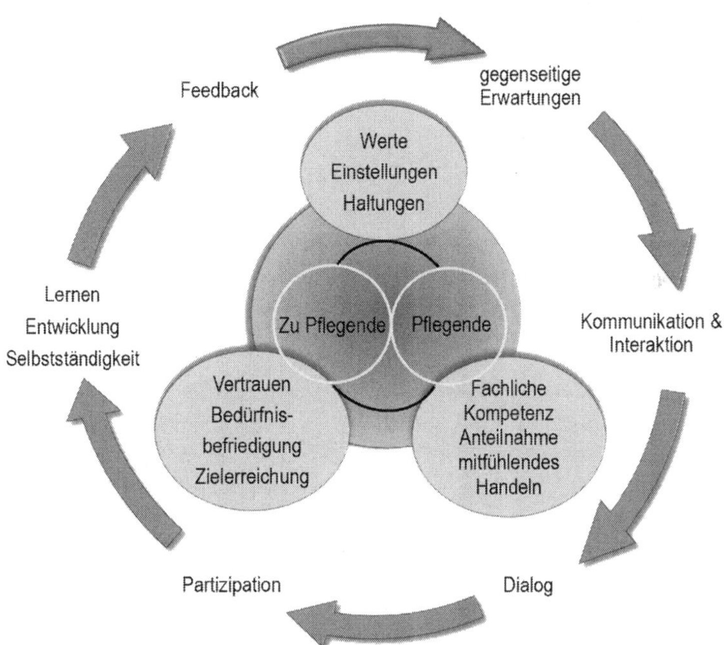

Abb. 2: Theoretische und empirische Erkenntnisse zur professionellen Pflegebeziehung

Das zentrale Merkmal der Interaktionstheorien und -modelle, der interpersonale und dynamische Prozess, der Lernen, Entwicklung und Wiedererlangung der Selbstständigkeit zum Ziel hat und zwei und mehr Beteiligten umfasst, kombiniert mit den empirischen Erkenntnissen, in dessen Mitte der Dialog steht, wirft die Frage auf, wie eine professionelle Pflegebeziehung aufgebaut werden kann, wenn die verbale Kommunikationsfähigkeit eingeschränkt oder nicht gegeben ist. Zum einen findet sich hierzu ein Ansatzpunkt in der Definition von Beziehung, in der auch nonverbale Austauschprozesse genannt werden. Zum anderen besteht neben der verbalen Kommunikation auch die Körpersprache als Form des kommunikativen Austausches. Nichtdestotrotz ist speziell vor dem Hintergrund der Definition von Vulnerabilität in Pflegebeziehungen jenen, die nicht verbal kommunikationsfähig sind, besondere Aufmerksamkeit zu schenken. Wie eine professionelle Pflegebeziehung in diesen Situationen aufgebaut wird, geht weder aus den Interaktionsmodellen noch aus den Erkenntnissen der empirischen Arbeiten hervor. Ein Ansatzpunkt findet sich in Emmanuel Levinas' Ethik der Begegnung, ein zweiter bei Christine M. Korsgaards Suche nach den Quellen der Normativität. Sie werden im folgenden Abschnitt vorgestellt und vor dem Hintergrund der Vulnerabilität in der Pflege und der praktischen Relevanz dargelegt.

2.3 Die Ethik der Begegnung nach Emmanuel Levinas

Emmanuel Levinas ist ein französischer Philosoph in der Tradition der Phänomenologie der deutschen Philosophen Edmund Husserl und Martin Heidegger. Phänomenologie wurde im ausgehenden 20. Jahrhundert als Mittel gesehen, noch tiefer in das gelebte Leben vorzudringen, als dies mit den herrschenden empirischen Methoden möglich war. Dies sollte über die präzise Beschreibung der Dinge, so wie sie den Erfahrenden erscheinen, geschehen. Levinas' Ansatzpunkt in der Ethik der Begegnung ist das Menschsein als verbindendes Element und die gegenseitige Angewiesenheit, nicht nur in helfenden Beziehungen. In der Begegnung, die von Angesicht zu Angesicht erfolgt, wird die zwischenmenschliche Beziehung bereits präkognitiv erlebt, d. h. dem Bewusstsein vorausgehend erfahren. Levinas schreibt dazu:

> „Das eigentlich Zwischenmenschliche liegt in einer Nicht-Gleichgültigkeit der einen für die anderen, in einer Verantwortlichkeit der einen für die anderen, jedoch noch bevor die in unpersönlichen Gesetzen festgeschriebene Gegenseitigkeit dieser Verantwortlichkeit den reinen Altruismus der Verantwortlichkeit in der ethischen Position des Ichs als Ich überdecken kann." (Levinas 1995, S. 128 f.)

Begegnung als eine Form der Verantwortlichkeit dem „Anderen"[3] gegenüber

3 Mit der Großschreibung der „Anderen" wird der Schreibweise Levinas gefolgt.

wird also erlebt, noch bevor darüber in irgendeiner Weise nachgedacht, reflektiert wird oder ethische Standards das Erleben bestimmen. Dieses reine Erleben hat noch keinen Begriff, ebenso wenig wie die damit einhergehende Verantwortung. Das Ethische der Begegnung liegt demnach nicht in einer Theorie, sondern es geht derselben voraus, es wird in der unmittelbaren Begegnung herausgefordert. Und so liegt es in der Verantwortung der Begegnenden, wie sie einander begegnen (vgl. Stegmaier 2013, S. 89). Die Begegnung wird zum Ort des Ethischen. Aus dieser ersten Begegnung erwächst die Verantwortung und Verpflichtetheit für den jeweils Anderen. Die Verpflichtetheit besteht jenseits des eigenen Willens, sie ist heteronom, d. h. von fremden Gesetzen abhängig. Levinas ersetzt die Autonomie durch die Heteronomie, indem er argumentiert, dass vom Anderen die Aufforderung ausgeht, respektiert zu werden, und zwar in so bestimmender Weise, dass das Selbst von seinem eigenen Wesen getrennt wird, woraus sich eine Schutzlosigkeit in der Begegnung ergibt. Durch diese Trennung, die einen wichtigen Aspekt in Levinas' Ethik darstellt, entsteht eine Verantwortung des Selbst für den Anderen. Die Schutzlosigkeit macht verletzlich und ruft das Ethische hervor; es ergibt sich aus dem unmittelbaren Bezug zueinander. In gewisser Weise stört sie sogar, da sie die Sorge um die eigene Person unterbricht.

> „Ein anderer nötigt mich, ohne es zu wollen, mich von meinen Interessen ab- und seinem Leid zuzuwenden. Sein Leid lässt mir keine Wahl. Und nur wenn ich keine Wahl habe, nur wenn ich mir das Ethische nicht vorenthalte, mich nicht für oder gegen es entscheide, ist es das Ethische." (Stegmaier 2013, S. 10)

Der unmittelbare Bezug zu dem Anderen ist jedoch von Unsicherheit geprägt, da sich die oder der Andere sehr unterschiedlich zeigen kann. Sich auf diese Differenz einzulassen, bedeutet nach Levinas ethisch Handeln. Der Andere in seiner Andersheit bestimmt das Subjekt und so kann dieses sich nicht aussuchen, ob und in welchem Umfang es verantwortlich sein will oder nicht. Diese Verantwortlichkeit ist keine freie Entscheidung, frei ist nach Levinas ein Subjekt erst im durch diese fundamentale Verantwortung initiierten Handelns. „In der Unbestimmtheit, wie es dem Anderen zu antworten hat, erfährt es seine Freiheit." (Buddenberg 2016, S. 100) Aus der Unmittelbarkeit und Unbestimmtheit folgt, dass es in der ersten Begegnung kein vermittelndes Drittes, wie z. B. Normen und Prinzipien, gibt. Der Bezug zum Anderen wird deshalb auch nicht über vorgegebene Gemeinsamkeiten hergestellt, sondern über die Erfahrung des Andersseins des Anderen, die einem selbst auch immer wieder verändert. Und so schafft das Ethische erst Verunsicherung, bevor es Sicherheit schafft (vgl. Stegmaier 2013, S. 10). Die Konstruktion des Ethischen zur Schaffung von Sicherheit geschieht dann auf Basis eines gemeinsamen Seins oder übereinstimmender Vernunft. Das können wohl Normen, Werte und

Gesetze, das Theoretisch-Ethische sein, allerdings als Gegenstand des Aushandelns. Wären diese vorab bereits festgelegt, würden sie Levinas zufolge die Gefahr der Totalität beinhalten, weil dann Moralgemeinschaften Andere ein-/ausschließen, indem die Verantwortung gegenüber den Anderen in Regeln, Logiken oder Prozeduren festgelegt und die Frage, was gut und böse ist, nicht mehr gestellt werden würde (vgl. Stegmaier 2013, S. 11). Bei Levinas gibt es keine Handlungsanweisungen oder -prinzipien, wie dieser Verantwortung der Verletzlichkeit des Anderen gegenüber gerecht werden kann. Er verortet das Gute nicht in Normen und Standards, sondern jenseits des eigenen Wesens im Anderen oder wie er es selbst ausdrückt im „Antlitz des Anderen" (vgl. Levians 2014). Levinas' Ethik stellt damit auch die Grundlage für relationale und dialogorientierte Ethiktheorien dar.

Das Ethische einer Beziehung wird in jeder Begegnung herausgefordert, es tritt als etwas Nötigendes auf, ist weder angenehm noch macht es das Leben einfach. Und weil der Mensch sich nicht dauerhaft dieser Nötigung aussetzen kann, braucht es nach Levinas den Genuss. In einem sehr allgemeinen Sinne ist damit die Befriedigung von Bedürfnissen gemeint, um Energie für die Verantwortung dem Anderen gegenüber zu haben. Bei Levinas ist der Genuss kein psychologischer Zustand, sondern der Egoismus des Lebens „[...] das eigentliche Erleben des Ich" (Levinas 2014, S. 156). Im Genuss ist der Mensch autonom und ein Aspekt der Anpassung, mit der Verantwortung dem „Anderen" gegenüber umgehen zu können.

Die Ethik der Begegnung im Kontext der professionellen Pflegebeziehung

Die zentralen Elemente aus Levinas' Ethik, die Begegnung, die Verpflichtetheit und die Schutzlosigkeit, schließen an den kennzeichnenden Merkmalen einer professionellen Pflegebeziehung an. Im Mittelpunkt steht die Begegnung zwischen Pflegenden und zu Pflegenden, vorerst ohne vermittelndes Drittes. Die Begegnung erfolgt von Angesicht zu Angesicht und wird zuerst erlebt und dann mit Begriffen versehen. Der Dialog und die verbale Kommunikation folgen dieser ersten Begegnung, in der der Umgang miteinander bestimmt wird, indem Pflegende sich dem Leid des Anderen stellen oder auch nicht. Für dieses Erleben der Begegnung bedarf es keiner kommunikativen bzw. kognitiven Kompetenz, diese sind nur für den Austausch über das Erleben notwendig. Damit werden auch bewusstseins- oder kognitiv eingeschränkte Menschen von der ethischen Verantwortlichkeit der professionellen Pflegebeziehung nicht ausgeschlossen. Dass zu Pflegende dabei in unterschiedlicher Weise auftreten, erzeugt eine gewisse Verunsicherung. So kann sich dieselbe Person vor und nach der Diagnosestellung, vor und nach der Therapie, vor und nach der

Entlassung jeweils anders zeigen. Die Verunsicherung kann nur reduziert werden, indem Pflegende sich in jeder Begegnung immer wieder aufs Neue auf die Andersheit einstellen. In der Unmittelbarkeit und der Unbestimmtheit der Begegnung werden die ethischen Prinzipien für den Umgang miteinander entwickelt. Dabei ist nur die fundamentale Verpflichtetheit dem Anderen gegenüber vorbestimmt, für die es kein Entkommen gibt. Wie nun diese Verpflichtetheit erfüllt wird, liegt bei den handelnden Personen. Damit wird der Fokus von den Pflegenden als Außenstehende und ausgestattet mit allgemeinen Standards auf die Ebene der persönlichen Begegnung mit den zu Pflegenden verlagert. Die einzige als vorausgesetzt angenommene Gemeinsamkeit ist die der Schutzlosigkeit, d. h. der Vulnerabilität auf beiden Seiten. In der professionellen Pflegebeziehung ist die Vulnerabilität auf Seiten der zu Pflegenden mehrschichtig. Zur allgemeinen Vulnerabilität als menschliche Grundeigenschaft kommt jene des alten, kranken oder beeinträchtigen Menschen hinzu, die eine spezifische Abhängigkeit mit sich bringt. Damit wird auch deutlich, dass Vulnerabilität in zweierlei Weise auf Andere bezogen ist, d. h. dass sie relational ist. Zum einen, weil sie die eigene Offenheit und die Ausgesetztheit gegenüber der Welt und anderen voraussetzt. Und zum anderen, weil die Beziehungen und Bindungen zu den Anderen an sich verletzlich und prekär sind (vgl. Boublil 2018, S. 184). Wie die gemeinsame und übereinstimmende Gestaltung des Ethischen erfolgt bzw. erfolgen soll, dazu findet sich bei Levinas keine Handlungsanweisung, dies würde seiner Ethik widersprechen. Doch auch wenn das Ethische im Erleben der Begegnung liegt und erst in einem zweiten Schritt mit Begriffen versehen wird, ist es notwendig, die Momente des Ethischen zu erkennen und in der Abstimmung das Gemeinsame zu finden und zu benennen.

2.4 Christine M. Korsgaard – die Interkation als Quelle moralischer Verbindlichkeit

Ein zweiter Ansatz der Ethik, in dem die Interaktion im Zentrum steht, ist der metaethische Konstruktivismus. Sehr allgemein kann die Metaethik als die Suche nach der Begründbarkeit moralischer Normen und Urteile bezeichnet werden. Dies beinhaltet auch die Frage, woher wir wissen, was wahr und was falsch ist, und was uns veranlasst, entsprechend zu handeln. Im metaethischen Konstruktivismus werden moralische Urteile im Austausch von Personen, die einen gemeinsamen Zweck verfolgen, generiert. Eine Hauptvertreterin ist die amerikanische Philosophin Christine M. Korsgaard, die in der Reflexion eine Quelle der moralischen Verpflichtetheit sich selbst und anderen gegenübersieht (1996). Die Grundlagen dazu sind das Autonomiekonzept und der hypothetische und kategorische Imperativ bei Kant, das Konzept des intentionalen Handelns und die Zuschreibung der Verantwortlichkeit bei Aristoteles und das Konzept der Ein- oder Ganzheit einer Person im Zusammenhang mit der Integrität bei Plato. Der Mensch, so Korsgaard, unterscheide sich von anderen Lebewesen dadurch, dass er sich seiner selbst bewusst ist, dass er reflektiert und über sich selbst nachdenken kann. Indem sich diese Person als eine bestimmte Person denkt, die verschiedene Rollen innehat und Gruppen zugehörig ist, konstituiert sie ihre praktische Identität, die bestimmt, was sie jeweils zulässt oder verbietet (vgl. Korsgaard 1996, S. 102-104). Korsgaard nennt dies die Fähigkeit der normativen Selbststeuerung. Diese Selbststeuerung bzw. das Handeln im Allgemeinen basieren auf Gründen und einen Grund haben bedeutet, sich mit Prinzipien, Werten oder Gesetzen zu identifizieren. Um die persönliche Integrität wahren zu können, d. h. mit sich eins sein, nach den eigenen Standards und Werten leben können, bedarf es der Übereinstimmung zwischen den moralischen Vorstellungen und der Gründe, diesen Vorstellungen entsprechend zu handeln. Dabei verpflichtet sich die Person, indem sie mit sich selbst in eine Interaktion tritt und Impulse oder Wünsche reflektiert und hinterfragt bzw. testet, ob sie als Gründe für eine Handlung ausreichend sind. In der Erhaltung der Integrität liegt die treibende Kraft, eine bestimmte Handlung auszuführen. Wenn Wünsche, Impulse oder Gründe nicht aus einem persönlichen Willen zum Handeln resultieren, wären sie nicht frei, sondern durch äußere Ursachen bestimmt. Das über die Reflexion erreichte Selbst-Bewusstsein und die Selbst-Konzeption liefern dazu die Grundlage.

Selbst-Konstitution bedeutet, dass sich die handelnde Person als jemand sieht, dabei verschiedene Rollen einnimmt und Mitglied verschiedener Gruppen ist. Die Person ist einerseits, wie sie über sich selbst denkt, andererseits wird ihre Sicht auf sich selbst sowie das Handeln mitunter durch Familie, Beruf oder soziale Netze bestimmt. Die Aufgabe im Prozess der Selbst-Konzeption besteht darin, die einzelnen praktischen Identitäten in ein kohärentes Ganzes zu vereinen, wie z. B. die Rolle der Tochter, Mutter, Kollegin, … Alles zusammen macht die praktische Identität aus. Diese praktische Identität steuert dann die Wahl der Handlungen (vgl. Korsgaard 2009, S. 45). Die Art der Selbstverpflichtung ist nach Korsgaard in den vielfältigen Rollen eingebaut und entspringt einer der praktischen Identität einer Person übergeordneten Identität, nämlich der des Menschseins. Die menschliche Identität als Quelle für Gründe und Verbindlichkeiten hat normativen Charakter und wird so zur moralischen Identität (vgl. Korsgaard 2009, S. 24 f.). Wie bei der praktischen Identität besteht auch gegenüber der moralischen Identität die innere Verpflichtung, entsprechend dieser zu handeln, weil nur so die Integrität gewahrt werden kann. Nach Korsgaard gilt es dabei eine Form von Übereinkunft mit sich selbst einzugehen, sie nennt dies „Integrität zweiter Ordnung" (vgl. Korsgaard 1996, S. 103).

Die Aufrechterhaltung der Integrität ist aber nur ein Teil der Moralität. Korsgaard fordert auch die Anerkennung der Gründe für ein bestimmtes

Handeln von anderen wie die der eigenen. Der Mensch als soziales Wesen und ausgestattet mit verschiedenen Identitäten ist nicht nur sich selbst gegenüber verpflichtet, sondern auch anderen. Der Mensch erfüllt viele Rollen und entwickelt verschiedene Identitäten, gemeinsam ist jedoch allen die menschliche Identität. Korsgaard begründet die normative Selbststeuerung oder auch Selbstgesetzgebung und die moralische Verbindlichkeit anderen gegenüber im gemeinsamen Wert des Menschseins (vgl. Korsgaard 1996, S. 91). Darin liegt auch der Grund, dass Menschen nicht mehr frei sind, alleine nach privaten Gründen zu entscheiden. Individuelle Gründe zum Handeln sind private Gründe, so lange sie nur eine Person betreffen. In zweckorientierten Interaktionen gilt es miteinander Überlegungen anzustellen, um ein gemeinsames „Gut" zu finden oder zu konstituieren. Um Gründe teilen zu können, müssen sie veräußert werden und dies geschieht in der Interaktion. Die Gründe werden damit öffentlich und überschreiten die Grenzen des Individuellen. Indem die Gründe des jeweils anderen als öffentliche Gründe anerkannt werden, werden sie zu objektiven Gründen, die Forderungen an die Handelnden stellen. Sie verlangen etwas, sie binden, verpflichten, empfehlen etwas, liefern Motive und Gründe und steuern so das Handeln. Was jemand von sich selbst verlangt, verlangt er/sie in gewisser Weise auch von anderen. Korsgaard verfolgt damit einen praxisorientierten Ansatz von Kants Moralphilosophie und insbesondere des kategorischen Imperativs. Die Wünsche und Interessen, die den Maximen Inhalt geben, stammen aus der praktischen Identität, d. h. aus den Rollen und Beziehungen, über die der Mensch sich definiert. In der gegenseitigen Anerkennung der Gründe entstehen moralische Verbindlichkeiten, sich selbst und dem anderen bzw. der Menschheit als solches gegenüber (vgl. Korsgaard 1996, S. 91).

Moralität leitet sich demnach nicht von allgemeinen Gesetzen ab, sondern generiert sich im zwischenmenschlichen Austausch individueller, selbstauferlegter Gesetze. Moralische Urteile beziehen sich nicht auf Tatsachen, die erkannt werden, sondern auf praktische Probleme, die durch handelnde Personen gelöst werden. Der Sinn der Moral liegt nach Korsgaard in angemessenen Beziehungen zwischen den Menschen. Eine Interaktion zwischen zwei Menschen verfolgt ein und denselben Zweck, dem bestimmte Gründe zugrunde liegen. Nur wenn die Gründe bekannt sind, kann es in der gemeinsamen Abstimmung, in einem Austauschverfahren zu einer Lösung kommen. Die Quelle moralischer Verbindlichkeit und die Gründe moralischen Handelns entstehen auf der interaktionalen Ebene, in einem reflexiven Verfahren, in dem auf Basis einer Übereinkunft und praktischer Vernunft Moral konstruiert wird (vgl. Korsgaard 1996, S. 35).

Die Bedeutung der Pflegeinteraktion zur Wahrung der Integrität

Zentrales Element aus Korsgaards Theorie für die Ethik der Praxis ist die Reflexivität und die Übertragung der Verantwortlichkeit an die Handelnden im Hinblick auf die Selbstverpflichtung zur Erhaltung der Integrität. Die Normen, die das Handeln und den Umgang miteinander bestimmen, werden in der Interaktion generiert. Dazu bedarf es der Reflexion zu den Gründen und Motiven des Handelns. Dass dabei auf bestehende Prinzipien im Sinne der allgemeinen Moralität zurückgegriffen werden kann, liegt in der sozialen Natur des Menschen. Reflexion selbst ist bei Korsgaard nicht die Lösung, sondern ein Ort der Orientierung. Dies gilt auch für die Reflexivität in der Pflegepraxis. Der Begriff Integrität ist vom lateinisch „integritās" für unversehrt, intakt, vollständig abgeleitet. Bezogen auf die eigene Person bedeutet Integrität die Übereinstimmung von persönlichen Werten, Normen und Vorstellungen mit dem eigenen Denken und Handeln. Sie wird als Grundbedingung eines würdigen Lebens verstanden. Die moralische Integrität meint die Übereinstimmung der Werte und Vorstellungen von Pflegenden mit jenen der zu Pflegenden. Korsgaards Ansatz liefert zum Thema Vulnerabilität das Argument, dass diese Übereinstimmung in sozialen Beziehungen erreicht wird. In der Pflegeinteraktion gilt es die jeweiligen Gründe öffentlich zu machen und miteinander Überlegungen anzustellen, um Übereinstimmung darüber, was „gute Pflege" ist, zu finden bzw. gemeinsam zu konstituieren.

Ein Beispiel, um diesen Austauschprozess zu verdeutlichen, ist eine Vereinbarung zwischen Pflegenden und zu Pflegenden über die Notwendigkeit ausreichender Bewegung. Nur in der Anerkennung der Gründe des jeweiligen anderen kann eine Einigung erzielt werden, so dass der angestrebte Zweck, z. B. die Gesundheitsförderung im Prozess der Genesung, erreicht wird. Die Absprache zum Bewegungsprogramm ist keine moralische Entscheidung, wohl aber die Berücksichtigung der Interessen und Gründe der involvierten Personen, sei es nun im Bett zu bleiben oder spazieren zu gehen. Das Ergebnis deutet dann einen reflektiven Erfolg an, wenn die möglichen Urteile bekannt sind: „Es ist besser, im Bett zu entspannen, um neue Kraft für die Genesung zu schöpfen" bzw. „Es ist wichtig, sich auch bei Krankheit ausreichend zu bewegen, damit die Muskelkraft nicht verloren geht". Wie immer das Urteil ausfällt, es ist das Ergebnis der reflektiven Arbeit, das auf persönlichen Vorstellungen, dem Wissen oder Normen über Genesung basiert. Die Basis der Entscheidung sind verallgemeinerte, mehr oder weniger individuelle Standards, z. B. „Kranke gehören ins Bett" oder „Bewegung ist gesund". Diese Standards sind, auch wenn sie wissenschaftlich geprüft sind, selbstauferlegt, beeinflussen die Entscheidung und steuern das Handeln. Korsgaard bezeichnet diese persönliche Normativität als Problem, und zwar das Problem der Freiheit, z. B. sich zwischen Bett oder Bewegung entscheiden zu müssen. Und auch wenn der menschliche Wille nicht frei sein sollte, weil die Antwort auf die Frage vorbestimmt ist, oder weil sich die Frage nur stellt, weil eine bestimmte Antwort gewollt wird, muss im Moment eine Entscheidung getroffen werden, denn auch die dritte Möglichkeit, nicht zu entscheiden, ist eine Handlung mit Konsequenzen. Voraussetzung ist, dass die Gründe des Handelns der jeweils anderen als Gründe anerkannt werden. Ausgehend davon, dass in der Pflege der gemeinsame Zweck Genesung verfolgt wird, können die Gründe, sich zu bewegen, unterschiedlich sein, z. B. professioneller Anspruch oder die Entlassung aus dem Krankenhaus. Die Entscheidung kann auch so ausfallen, dass zuerst im Bett ausgeruht wird, um den eigenen Prinzipien gerecht zu werden, und dann ein Spaziergang gemacht wird, weil damit einer Vereinbarung mit einer Pflegenden nachgekommen wird. Es kann auch ein Nicht-Handeln sein, was wiederum in der Autonomie des Handelnden liegt, d. h. das Ergebnis kann auch negativ sein. Weil die Gründe die Urteilsbildung bestimmen, sind diese öffentlich zu machen, nur dann kann ein Austausch erfolgen. Durch das Teilen von Gründen können unrealistische Hoffnungen oder nichterfüllbare Erwartungen und damit mögliche Schäden verhindert werden. Dies ist vor allem vor dem Hintergrund der Vulnerabilität bedeutsam. Durch die Wahrung der Integrität bleiben Selbstachtung und Ganzheitlichkeit sowohl für Pflegende als auch für die zu Pflegenden erhalten. So schreibt Giovanni Maio (2016) der Pflege als Beruf eine integritätsstiftende Rolle zu, indem er Integrität in einem umfassenden Sinne als Ausdruck der Balance von körperlichem und seelischem Wohlbefinden versteht. Nach Maio ist das Ziel der Pflege

> „[…] das Versehrte auf eine neue Ganzheit hin auszurichten, aber eben eine Ganzheit ganz eigener Art, einer Art, die nicht mit Heilung zu verwechseln ist. Denn nicht nur, aber doch gerade dort, wo keine Heilung möglich ist, setzt sich Pflege ein, um innerhalb des Krankseins oder Gebrechlichseins das Gefühl von Heilsein dennoch zu ermöglichen – das Gefühl von Ganzheit, das Gefühl, nicht nur versehrt zu sein. Pflege arbeitet daran, dem anderen ein Gefühl von körperlicher Integrität zurückzugeben.“ (vgl. Maio 2016, S. 6)

2.5 Vulnerabilität in der professionellen Pflegebeziehung

Der Umgang mit vulnerablen Situationen und den darin involvierten Menschen bedarf nach Emmanuel Levinas keiner Standards, sondern der Anerkennung einer gegenseitigen Schutzlosigkeit und Verpflichtetheit, sich dieser anzunehmen. In der Begegnung wird nach Korsgaard der Umgang damit in einem Austauschprozess der Gründe entwickelt. Daraus resultiert die berechtigte Frage, welchen Sinn Ethikkodizes oder Pflegekonzepte und -standards haben, die beschreiben bzw. vorgeben, wie eine professionelle Pflegebeziehung aussehen soll. Im Wesentlichen dienen sie als Reflexionsinstrumente oder als Erklärungsmodelle, wenn es um die Interpretation des eigenen Handelns geht. Sie liefern auch das Vokabular zum Austausch oder Dialog, aber sie geben keine Verhaltensanweisungen für die konkrete Begegnung vor. Die Entscheidung, wie gehandelt wird, muss im Augenblick des Handelns getroffen werden. In den folgenden Abschnitten, in denen die Aspekte der Vulnerabilität mit jenen der professionellen Pflegebeziehung zusammengeführt werden, finden sich daher auch keine Vorgaben zu ethischen Standards oder Normen im Umgang miteinander, sondern die Darlegung von Momenten in der professionellen Pflegebeziehung, in denen Vulnerabilität wahrgenommen werden kann oder muss sowie unterstützende Maßnahmen, damit umzugehen. Diese ethischen Momente sind die Anerkennung der Andersheit des Anderen, die Bestimmung des Grades an Vulnerabilität, der offene Dialog und die Reflexion der eigenen Verletzlichkeit. Für jeden dieser Momente werden sowohl auf theoretischer als auch auf praktischer Ebene Methoden vorgestellt, die den Prozess des Wahrnehmens und Erkennens unterstützen sollen. Während für den ersten Schritt der Wahrnehmung von Vulnerabilität die ethische Sensibilität eine grundlegende Anforderung für professionell Handelnde ist, sollten diese mit dem zweiten Schritt in der moralischen Handlungskompetenz gestärkt werden.

Ethische Sensibilität und moralische Handlungskompetenz – zwei Anforderungen zum Umgang mit Vulnerabilität in der professionellen Pflegebeziehung

Ethische Sensibilität umfasst das Erkennen eines ethischen Problems und im pflegerischen Kontext die Entwicklung eines Verständnisses für die Situation der zu Pflegenden. Die Basis dazu sind ethische Theorien, wie z. B. die Ethik der Begegnung von Levinas, aber auch Grundsätze und Prinzipien, wie Würde oder die bioethischen Prinzipien Autonomie, Wohltun, Schaden vermeiden und Gerechtigkeit, ebenso wie das pflegespezifische Prinzip der Fürsorge. Ethische Sensibilität besteht vorerst auf der kognitiven Ebene und bezieht sich auf das Allgemeine und nicht auf den Einzelfall. Sie generiert sich aus der Reflexion und wird zu einem Wissen, auf das in der Begegnung zurückgegriffen werden kann, hierbei leitet es das Handeln, aber es bestimmt es nicht. Ethische Sensibilität ist eine Art praktische Weisheit, aber auch Begründungswissen. Sie dient dem Erkennen ethischer Implikationen einer Situation, schafft Bewusstsein über das Leiden und die Verletzlichkeit von Personen und über die eigene Rolle und Verantwortung in diesen Situationen und es liefert ex post die Begründung für gesetzte Handlungen. Ethische Sensibilität ist notwendig, aber nicht hinreichend für moralisches Handeln (vgl. Milliken 2018, S. 286).

Moralische Handlungsfähigkeit in der professionellen Pflegebeziehung bedeutet, eine eigenständige Stellungnahme zu einer Situation zu beziehen und die Verantwortung über „richtig und falsch“ zu tragen. Es ist dies die Fähigkeit, mit Intelligenz, Fachlichkeit und Mitgefühl zu entscheiden sowie die moralischen Implikationen von Entscheidungen und den Einfluss des Handelns auf andere Menschen zu verantworten (vgl. Milliken 2018, S. 279). Dazu bedarf es der Bereitschaft, verbale und nonverbale Bedürfnisäußerungen des Gegenübers wahrzunehmen, darauf angemessen zu reagieren, begründet zu handeln oder auch nicht zu handeln sowie die Verantwortung für das Handeln zu tragen. Moralische Handlungskompetenz ist eine Komponente der professionellen Kompetenz, die in der zwischenmenschlichen Begegnung die Wahl der Mittel bestimmt und zu angemessenen Lösungen für die Betroffenen führt (vgl. Kulju et al. 2016, S. 407).

Das Zusammenspiel von ethischer Sensibilität und moralischer Handlungskompetenz wird im konzeptuellen Modell von Milliken und anderen (2018) (Abb. 3) dargestellt. Wenn ethische Sensibilität und Möglichkeiten der Entscheidungsfreiheit vorhanden sind, führt dies zu moralischem Handeln. Das Vorhandensein von ethischer Sensibilität reicht für moralisches Handeln nicht aus, sondern wird durch den Kontext mitbestimmt. Ist z. B. keine moralische Entscheidungsfreiheit gegeben, wird die moralische Handlungskompetenz blockiert. Dies führt zu moralischem Stress bzw. bei längerem Anhalten zum Disstress als Ausdruck von Vulnerabilität. Ist keine ethische Sensibilität vorhanden, ist die Reaktion entweder routinemäßiges Handeln oder Untätigkeit, mit dem Ergebnis einer Pflege, die nicht mit den Zielen der Pflegenden und/oder der zu Pflegenden übereinstimmt.

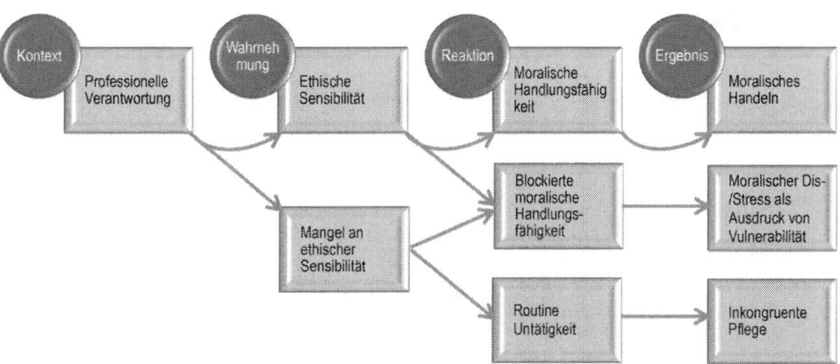

Abb. 3: Konzeptuelles Modell zu den Wirkmechanismen ethischer Sensibilität (nach Milliken 2018, S. 285)

Der Zusammenhang von ethischer Sensibilität und moralischer Handlungskompetenz ergibt sich aus der Definition von Moral und Ethik. Moral ist das, was Individuen, Gemeinschaften oder Gesellschaften für gut, richtig und gerecht erachten, und die Ethik ist die kritische Reflexion dieser moralischen Vorstellungen, aber auch darüber, was ein gutes Leben ausmacht. Und weil moralische Vorstellungen sehr vielfältig sein können, bedarf es der kritischen Reflexion. Die Gründe für die Vielfalt, auch moralischer Pluralismus genannt, liegen zum einen in der Sache selbst, z. B. wenn es sich um sehr komplexe oder widersprüchliche Situationen handelt wie Freiheitsbeschränkung als Sicherheitsmaßnahme bei an Demenz erkrankten Menschen. Sie können aber auch in den beurteilenden Menschen liegen. So können die Situationen für sie eine unterschiedliche Bedeutung haben, z. B. Mobilität aus pflegefachlicher Sicht und aus Sicht der zu pflegenden Person. Sie können eine Situation aufgrund ihrer Lebenswelt oder Erfahrung unterschiedlich interpretieren, z. B. die Aussage, „ich kann es nicht sehen“ als optisches oder psychisches Problem. Oder sie können unterschiedliche Argumentations- und Erklärungsmuster zur Beurteilung einer Situation heranziehen, z. B. Naturwissenschaft oder Religion. Das Zusammenspiel von ethischer Sensibilität und moralischer Handlungskompetenz zeigt sich im Erleben und in den Erfahrungen der Begegnungen von Pflegenden mit den zu Pflegenden. Im Zusammenhang mit dem Thema Vulnerabilität, sind hierbei Situationen von besonderer Bedeutung, in denen Menschen, die nur eingeschränkt oder zu keiner Beurteilung oder Interpretation der Situation fähig sind, involviert sind, wie sehr schwer kranke Menschen, Kinder oder Menschen mit kognitiven Einschränkungen. Sie sind der Gefahr ausgesetzt, dass moralische Vorstellungen auf sie übertragen werden, die ihren eigenen Vorstellungen widersprechen. Daher ist der erste Schritt im Aufbau einer professionellen Pflegebeziehung die Andersheit des oder der Anderen wahrzunehmen und anzuerkennen.

3 Die Andersheit des Anderen

Aus Emmanuel Levinas' Ethik der Begegnung lernen wir, dass die unmittelbare Begegnung mit dem oder der Anderen etwas Unbestimmtes mit sich bringt. Vulnerabilität zeigt sich in der ersten Phase der Begegnung indirekt, und zwar in der präkognitiv erlebten Schutzlosigkeit, in der die begegnenden Personen aufeinandertreffen. Wie nun dieser Unbestimmtheit des Anderen begegnet werden kann, wird Thema des folgenden Abschnitts sein. Dass es sich dabei immer nur um eine Annäherung handeln kann, drückt sich in Levinas' Worten folgendermaßen aus: Wenn einer den Anderen besitzen, erfassen und kennen könnte, wäre er nicht der Andere (vgl. Manning 1991, S. 136). Dazu werden die Begriffe Andersheit und der oder die Andere geklärt sowie Konzepte zur Erfassung der Person und ihren spezifischen Eigenschaften vorgestellt. Im pflegerischen Zusammenhang findet sich dies in Konzepten der personenzentrierten, patientenzentrierten, individualisierten und kultursensiblen Pflege.

3.1 Konzepte zur Wahrnehmung der Andersheit der Anderen

Der Begriff Andersheit scheint etwas antiquiert, doch drückt er das, was der Begegnung das Ethische verleiht, unvergleichlich präziser aus, als die geläufigeren Synonyme Unterschied, Verschiedenheit oder Differenz. Der Andersheit steht der Begriff Identität im Sinne der Gleichheit gegenüber. Gleichheit verweist im Unterschied zur Andersheit auf Übereinstimmung oder Ununterscheidbarkeit. Inwieweit diese vollständig von einem Gegenstand und erst recht für Menschen gegeben sein kann, ist fraglich. „Zum Beispiel ein einzelner Mensch wird physisch durch Identifikation aller seiner (physischen) raumzeitlichen Abschnitte oder sozial durch Identifikation aller seiner (sozialen) Rollen anderen Menschen gegenüber, also durch ‚Abstraktion' von allen Unterschieden innerhalb der zum selben Menschen gehörigen Abschnitte bzw. Rollen bestimmt." (Mittelstraß 2004b, S. 191) Dass es diesen Menschen genau gleich noch einmal gibt, ist sehr unwahrscheinlich. Die oder der Andere[4] als Bezeichnung werden gemeinsam mit Du und Mitmensch auch für Intersubjektivität verwendet (vgl. Mittelstraß 2004a, S. 111), da ein Anderes immer auch ein

4 Levinas folgend wird auch in diesem Abschnitt die oder der Andere mit Großbuchstaben geschrieben.

Gegenüber benötigt. Die Andersheit liegt demnach nicht in einer Person, sondern zwischen zwei Personen. Wenn etwas oder jemand als anders bezeichnet wird, ist unweigerlich die Frage damit verbunden: „Anders als was oder wer?". Zur Feststellung der Andersheit benötigt es zwei, sie zeigt sich im Vergleich, in der Gegenüberstellung oder im Abgleich. Beim Begriff der Andersheit in der Ethik der Begegnung geht es um die Identifizierung der Anderen oder des Anderen. In der ersten Begegnung ist nicht festgelegt, wer oder was der oder die Andere ist, sie verkörpern beide ein Fremdes. Daraus resultiert, dass zur Bestimmung der Andersheit und in diesem Sinne auch der Identität eine Gliederung in identifizierbare Einheiten erforderlich ist. Mittelstraß führt das Physische und Soziale an, in der Pflege wird das Psychische im Sinne der Gefühle und Empfindungen und auch das Geistige im Sinne der Ich-Identität, des Selbstbildes und der Spiritualität hinzugefügt.

Die zu Pflegenden begegnen den Pflegenden in verschiedenen Rollen. Zum einen ist hier der Mensch als Patientin oder Patient. Der Begriff Patient ist abgeleitet vom lat. patiens, patientis, erduldend, erleidend (vgl. Duden 2019d) und zielt auf eine Erlösung vom Leid. Im Zentrum steht die fachliche Behandlung, die Linderung des Leids und/oder die Wiederherstellung der Gesundheit im Sinne von Evidence based care. Zu Pflegende erwarten sich hier Konsistenz und Kontinuität (fachlich, persönlich, zeitlich, institutionell) sowie Sicherheit und Beteiligung (Entscheidungsfindung). Eine zweite Rolle ist die der Klientin oder des Klienten, lat. von cliens, für jemand der Hilfe bei jemanden anderen sucht, sich in den Schutz eines anderen begibt (vgl.Duden 2019b). Die Erwartungen hierbei sind Zuverlässigkeit und Wohlbefinden. Es geht um die interpersonelle Betreuung und um die Individualität in Pflege und Betreuung. Freundlichkeit, Höflichkeit, die Bereitschaft, Fragen zu beantworten, Zuhören, auf individuelle Wünsche eingehen und Verfügbarkeit (z. B. Einhaltung von Zeiten) sind hier erwartete Verhaltensweisen. Eine dritte Rolle von zu Pflegenden ist die der Konsumentin oder des Konsumenten für Verbraucher oder Käufer (vgl. Duden 2019c). Hier geht es um Vertragstreue und Transparenz. Die Erwartungen sind leicht zugängliche Dienstleistungen (ortsnah, geringe Wartezeiten) und eine gerechte und faire Verteilung sowie ein ausgewogenes Preis-Leistungs-Verhältnis (vgl. Groene et al. 2014; Laferton et al. 2017; McCormack et al. 2008; Schaeffer/Wingenfeld 2001).

In allen drei Rollen findet sich eine Form der Vulnerabilität. Als Patientin oder Patient sind Menschen mehr oder weniger physisch und psychisch vulnerabel. Als Klientin oder Klient sind sie möglicherweise emotional und sozial und in der Rolle als Konsumentin oder Konsument eventuell finanziell vulnerabel. Die professionelle Pflegebeziehung hat ihren Ausgangspunkt in der Abhängigkeit, insofern, dass jemand Pflege benötigt und andere diese bieten können. Daraus ergibt sich für die Pflegenden eine stärkere Position und versetzt jene, die der Pflege bedürfen, in eine gewisse Abhängigkeit. Abhängigkeit ist eine wesentliche Quelle für Vulnerabilität. Zu Pflegende sind Pflegenden gewissermaßen schutzlos ausgeliefert. Aber nach Levinas ist dies auch umgekehrt der Fall, denn indem Pflegende das Leid und die Verletzlichkeit der Anderen annehmen, entfernen sie sich von ihrem Selbst und werden dadurch ebenfalls verletzlich. Daher ist es wichtig, dass die Beziehung zwischen zu Pflegenden und Pflegenden nicht in einer der drei Rollen aufgeht, sondern über die drei Rollen hinweg zur Person aufgebaut wird.

Eine an der Person orientierte Perspektive erfordert, dass das Gegenüber, der oder die Andere als einzigartiger Mensch verstanden und nicht mit dem Etikett einer Diagnose versehen und zur Patientin oder zum Patienten wird. Schon Aristoteles erwähnt in der Nikomachischen Ethik die Vorteile der individuellen Behandlung in der Erziehung und der Medizin.

> „Überdies ist die Einzelerziehung der öffentlichen überlegen: auch bei der Heilkunst ist es so. Im allgemeinen (sic!) nämlich ist dem Fieberkranken Ruhe und Enthaltung von Speisen zuträglich, im Einzelfall aber vielleicht nicht, [...]. Man darf also annehmen, daß es auf einem Einzelgebiet zu schärferer Profilierung kommt, wenn die Fürsorge individuell ist; denn der einzelne gelangt dabei leichter zu dem, was zweckdienlich ist. Am besten aber kann der Arzt oder Gymnastiklehrer oder sonst jemand die Vorsorge für das Einzelne treffen, wenn er die Kenntnis des Allgemeinen hat: daß also etwas gut ist für alle von einem bestimmten Typus." (Aristoteles 2003, S. 298 f.)

Aristoteles hebt aber auch hervor, dass zur individuellen Behandlung die Kenntnis des Allgemeinen ebenso notwendig ist, weil nur so das Individuelle oder die Besonderheit des Einzelnen erkennbar ist. Um die spezifische Situation und die Krankheitserfahrung von Menschen zu verstehen, reichen das Fachwissen und eine biopsychosoziale Perspektive nicht aus, da damit nicht zwingend die zentralen Elemente des Personseins erfasst werden können. Es bedarf hierzu auch eines Konzepts zur Person. Sehr allgemein wird mit Person dasjenige eines Menschen bezeichnet, das ihn von allen anderen unterscheidet. In der philosophischen Perspektive des Personalismus wird die Person als subjektiv, absolut einzigartig und in einer sich selbst verwirklichenden Beziehung zu anderen Personen definiert (vgl. Håkansson Eklund et al. 2019, S. 4).

Personenzentrierte Pflege

Die Personenperspektive findet sich im Kontext der Pflege im Konzept der personenzentrierten Pflege, das sich, wie dies in der Bezeichnung bereits deutlich wird, nicht nur auf kranke oder alte Menschen bezieht, sondern deren gesunde Anteile bzw. gesunde Menschen und damit alle in die Pflege involvierten

Personen mit einschließt. Ein von McCormack und McCance (2011) entwickeltes international anerkanntes Rahmenkonzept zur Implementierung eines personenzentrierten Ansatzes beschreibt hierzu vier miteinander in Beziehung stehende Teilkonzepte:

(1) *Voraussetzungen* beziehen sich auf Eigenschaften der Pflegenden und umfassen die professionelle Kompetenz, die Entwicklung zwischenmenschlicher Fähigkeiten, das Bekenntnis zum Beruf der Pflege, die Selbstkenntnis sowie Klarheit der Überzeugungen und Werte.
(2) Das *Pflegeumfeld* umfasst den Skill-Mix, partizipative Entscheidungssysteme, effektive Personalverhältnisse, das Teilen von Macht, Innovationspotenzial, Risikobereitschaft, die physische Umgebung, unterstützende Organisationssysteme und das Arbeiten mit den Vorstellungen und Werten von zu Pflegenden.
(3) *Personenzentrierte Pflegeprozesse* beinhalten die gemeinsame Entscheidungsfindung, Engagement, mitfühlende und verständnisvolle Präsenz und eine ganzheitliche Betreuung.
(4) Zu den *Outcomes* zählen Zufriedenheit, Beteiligung, Wohlbefinden und eine dieses Wohlbefinden fördernde Kultur.

Die Basis sind Werte, wie Respekt vor der Person, das Recht auf Selbstbestimmung, gegenseitiger Respekt und Verständnis. Im Mittelpunkt steht die Herstellung der therapeutischen Beziehung zwischen den Pflegenden und der Person. Letzteres schließt Familien und Bezugspersonen mit ein. Das Rahmenkonzept bietet Unterstützung im Verstehen der Dimensionen der Personenzentrierung und wie diese für die Praxis operationalisiert werden können (vgl. McCormack/McCance 2011).

Ein zielgruppenspezifisches Beispiel der personenzentrierten Pflege stellt Tom Kitwoods Konzept der personzentrierten Pflege für demenzkranke Menschen dar. In der Gestaltung der Beziehung wird der Mensch nicht auf die Erkrankung oder die Symptome reduziert, sondern in seinem gesamten Lebenszusammenhang wahrgenommen; mit seiner Geschichte, Familie, den individuellen Stärken und Schwächen, in seinem Erleben und seinen Gefühlen, kurz: in all dem, was einen Menschen zu einer einmaligen Person macht (vgl. Kitwood 2016). Der Aspekt der Lebenswelt rückt dabei in den Vordergrund. Lebenswelt bezeichnet jene Welt, in die der Mensch hineingeboren ist, in der er lebt und die ihm vertraut ist. Die Definition von Alfred Schütz, einem österreichischen Soziologen, der den Begriff Lebenswelt geprägt hat, lautet:

> „Unter der alltäglichen Lebenswelt soll jener Wirklichkeitsbereich verstanden werden, den der wache und normale Erwachsene in der Einstellung des gesunden Menschenverstandes als schlicht gegeben vorfindet. Mit ‚schlicht gegeben' bezeichnen

> wir alles, was wir als fraglos erleben, jeden Sachverhalt, der uns bis auf weiteres unproblematisch ist." (Schütz/Luckmann 2017, S. 29)

Die Lebenswelt ist für jeden Menschen in einer je eigenen Form gegeben, begründet sich auf dem gesamten Erfahrungshintergrund einer Person und stellt den Hintergrund jeglichen Erlebens dar. Im Unterschied zum Kontext kann die Lebenswelt nicht einfach verändert werden, weil dann auch das fraglos Erlebte infrage gestellt werden muss.

Eine operationalisierte Version der personenzentrierten Pflege, die auch an den verschiedenen Rollen von Personen, die der Pflege bedürfen und den damit verbundenen Erwartungen anschließt, wird von der „The Health Foundation" vorgestellt. Es handelt sich dabei um eine unabhängige britische Wohltätigkeitsorganisation, die sich für eine bessere Gesundheits- und Gesundheitsfürsorge der Menschen in Großbritannien einsetzt. Sie formuliert vier Prinzipien der personenzentrierten Pflege:

1. Den Menschen Würde, Mitgefühl und Respekt erweisen.
2. Das Angebot einer koordinierten Betreuung, Unterstützung oder Behandlung.
3. Das Angebot einer persönlichen Betreuung, Unterstützung oder Behandlung.
4. Die Menschen dabei unterstützen, ihre eigenen Stärken und Fähigkeiten zu erkennen und zu entwickeln, damit sie ein unabhängiges und erfülltes Leben führen können (vgl. The Health Foundation 2016, S. 6).

Im ersten Punkt werden mit Würde und Respekt zwei zentrale ethische Prinzipien angeführt. Im vierten Punkt kann mit dem Ziel der Unabhängigkeit ein Aspekt der Vulnerabilität geortet werden, wenn davon ausgegangen wird, dass die Entwicklung von Stärken und Fähigkeiten dazu beiträgt, die Abhängigkeit als Quelle der Vulnerabilität zu überwinden.

Der Personenbegriff findet sich im Zusammenhang mit einer individuell angepassten Pflege oder Versorgung auch im medizinischen Kontext als *Personalized Care*. Da die Begrifflichkeit der Medizin ähnlich der personenenzentrierten Pflege ist, aber grundsätzlich etwas anderes bedeutet, wird das Konzept hier kurz umrissen. Lange Zeit wurde angenommen, dass Menschen biologisch gleichgestaltet sind und daher auch für Diagnostik und Therapie weitgehend standardisierte Vorgangsweisen vertretbar sind. Diese Sichtweise verändert sich mit den zunehmenden Kenntnissen in der Genetik. Die personalisierte Gesundheitsversorgung im medizinischen Kontext wird folgendermaßen definiert: „Die ‚personalisierte' oder ‚individualisierte' Medizin fokussiert auf individuelle genetische und molekulare Marker, um die Gesundheitsversorgung zu verbessern, indem bei Diagnose, Therapie und Prävention die molekularen und biologischen Besonderheiten von Individuen zunehmend berücksichtigt werden können." (Neugebauer/Heusser 2014, S. 649) Damit wird in Aussicht gestellt, dass zukünftig die Behandlung optimal auf die biologische Einzigartigkeit von Menschen abgestimmt wird. Im Zentrum steht jedoch nicht die Person, sondern krankheits- und therapierelevante Gene, Proteine und andere Moleküle. Aus der Definition geht deutlich hervor, dass hier ein anderer Personenbegriff verwendet wird und eine Reduktion auf die biologische Individualität erfolgt.

Patientenzentrierte Pflege

Während McCormack & McCance, Kitwood und The Health Foundation die Person und die personalisierte Gesundheitsversorgung die Biologie im Fokus haben, sind es in der patientenzentrierten Pflege die Patientin und der Patient. Das Konzept der Patientenzentrierung verweist auf die Miteinbeziehung von Patientinnen und Patienten, mit dem Ziel, positive Bewältigungsstrategien und gesundheitsbezogene Verhaltensweisen zu fördern. Alison Kitson und andere (2013) definieren für eine patientenzentrierte Versorgung drei Kernthemen. (1) die Partizipation und Einbindung, (2) die Beziehung zwischen Patientinnen und Patienten und Gesundheitsexpertinnen und -experten und (3) den Kontext, in dem die Gesundheitsversorgung erbracht wird. Die Kernthemen sind das Ergebnis einer integrativen Literaturübersicht (vgl. Kitson et al. 2013, S. 10), die darin weiter differenziert werden. Für die Erfassung der Andersheit des Anderen sind alle drei Kernthemen von zentraler Bedeutung. Der Aspekt der Partizipation und Einbindung umfasst drei Unterthemen. Der oder die zu Pflegende wird als autonomes Individuum gesehen, der Pflegeplan richtet sich nach den individuellen Bedürfnissen und umfasst die körperlichen ebenso wie die emotionalen Bedürfnisse des zu Pflegenden. Konkret heißt dies, dass die Pflegenden die Bedürfnisse vorwegnehmen, die Koordination und Integration der Pflege übernehmen und die Kontinuität garantieren. Dies erfordert zum Aufbau einer professionellen Pflegebeziehung eine offene Kommunikation, persönliches und klinisches Fach-/Wissen von Pflegenden und ein zusammenarbeitendes und kooperatives Team von Fachleuten. Offenheit ist wiederum ein Merkmal und mögliche Voraussetzung für Vulnerabilität, umso sensibler ist im Beziehungsaufbau darauf zu achten, die vorhandene Vulnerabilität nicht zu vergrößern. Zum Kontext, in dem die Pflege stattfindet, gehört die Umsetzung des Konzepts der patientenzentrierten Pflege, insbesondere in Bezug auf Patientenrechte und -pflichten, ebenso die evidenzbasierte Pflege und Patientensicherheit sowie die zur Verfügung stehenden Ressourcen (vgl. Kitson et al. 2013, S. 11).

Gemeinsamkeiten und Unterschiede zwischen personen- und patientenzentrierten Ansätzen

Worin sich die Konzepte der personen- und der patientenzentrierten Pflege unterscheiden, dazu geben die Erkenntnisse einer Metasynthese zum Vergleich dieser beiden Konzepte Auskunft. Die zentrale Erkenntnis ist, dass die übereinstimmenden Merkmale überwiegen; davon konnten folgende neun festgestellt werden. (1) Empathie, (2) Respekt, (3) Engagement, (4) Beziehung, (5) Kommunikation, (6) gemeinsame Entscheidungsfindung, (7) ganzheitlicher Fokus, (8) individualisierter Fokus und (9) koordinierte Pflege. Der wesentliche Unterschied zwischen den beiden Konzepten liegt in der allgemeinen Zielsetzung. Während das Ziel der patientenzentrierten Pflege eher funktional ausgerichtet ist, orientiert sich das Ziel einer personenzentrierten Pflege am sinnvollen Leben für die involvierten Personen. Die unterschiedlichen Zielsetzungen zeigen sich auch innerhalb der gemeinsamen Themen, die im Konzept der patientenzentrierten Pflege eher auf Funktionalität ausgerichtet sind. In der personenzentrierten Pflege geht es nicht darum, ein Phänomen alleine für die gegenwärtige Situation zu verstehen, sondern auch darum, wie sich dieses aus der Perspektive der Person vor dem Hintergrund der Lebensziele darstellt, d. h. welchen Sinn es im Leben der Person macht (vgl. Håkansson Eklund et al. 2019, S. 6-9). Worin der Unterschied konkret liegt, beschreibt Arthur W. Frank als chronisch kranker Mensch. Trotz Krankheit und vielen Krankenhausaufenthalten haben diese nur einen Teil seines Lebens ausgemacht, er sieht sich selber als kranke Person und nicht als Patient. Sein Forscherinteresse als Soziologe galt daher auch immer kranken Menschen und nicht Patientinnen und Patienten.

> „What I learned from being ill, and what I have subsequently read and heard from many other ill people, is that the time I spent being a patient – entering a clinic to be treated by medical professionals – was only one part of a life in which illness remained present but medicine played a role that diminished to periods of being irrelevant. […] The traditional concern of medical sociology has been patients; my interest has always been ill people.“ (Frank 2000, S. 359)

Individualisierte Pflege

Ein den vorangegangenen Konzepten sehr ähnlicher Ansatz stellt das Konzept der Individualisierten Pflege dar (vgl. Suhonen/Charalambous 2018). Der Begriff Individuum kommt vom lat. Individuum = „das Unteilbare“ und wird im Sprachgebrauch für den „Mensch als Einzelwesen [in seiner jeweiligen Besonderheit]“ (vgl. Duden 2019a) verwendet. Im Kontext der Pflege bedeutet individuelle Pflege, dass die persönlichen Werte, Präferenzen und Überzeugungen einer Person in Bezug auf ihre Gesundheit in einer für sie persönlich sinnvollen Weise berücksichtigt werden. Riita Suhonen und andere (2018) haben basierend auf folgendem dreiteiligen Konzept zahlreiche Untersuchungen zur individualisierten Pflege vorgenommen:

(1) die klinische Situation des zu Pflegenden (physische und psychische Bedürfnisse, Fähigkeiten, Ressourcen und Kapazitäten, Gesundheitszustand, Bedeutung der Krankheit, Reaktionen auf die Erkrankung, Gefühle und Emotionen),
(2) die persönliche Lebenssituation (allgemein z. B. Berufstätigkeit, kulturelle Aspekte, tägliche Aktivitäten, Gewohnheiten und Präferenzen, Familienbeziehungen, frühere Erfahrungen) und
(3) die Entscheidungskontrolle über die Versorgung (Wissen über Krankheit und Behandlung, Wahlmöglichkeiten und Alternativen, Entscheidungsfindung, Äußerung von eigenen Sichtweisen, Meinungen und Wünsche, Vorschläge einbringen) (vgl. Suhonen/Charalambous 2018, S. 46).

Individualisierte Pflege umfasst auch den Vorgang der Individualisierung. Eng verwandt mit diesem Begriff ist jener der angemessenen Pflege im Sinne einer für die Person maßgeschneiderten Pflege. Die Konzeptionen der Angemessenheit in der Literatur sind sehr unterschiedlich. In einer Literaturreview werden dazu fünf Kernelemente beschrieben: evidenzgestützte Versorgung, klinische Expertise, Patientenzentriertheit, Ressourceneinsatz und Gleichheit (vgl. Robertson-Preidler/Biller-Andorno/Johnson 2017, S. 9). Für die Pflege kann hier auch das Konzept der Verstehenden Pflegediagnostik herangezogen werden. „Das Ziel der Verstehenden Pflegediagnostik ist es, die Grundlagen für angemessene Lösungen und in einem weiteren Sinne für angemessenes Pflegehandeln zu schaffen, d. h. wirksam, effizient und im Einverständnis aller Beteiligten zu handeln." (Schrems 2018, S. 35) Den Rahmen bilden die Angemessenheit der Leistung, d. h. die Wirksamkeit der Pflegeintervention, des Settings, d. h. die Effizienz des gesamten Ressourceneinsatzes, und des Handelns in der Situation, d. h. des regelorientiertes Handeln. Den jeweiligen Bedürfnissen angepasste Leistung, Setting und Handeln ergeben zusammen die situative Angemessenheit. Für die Individualisierte Pflege bedeutet dies, Kompetenzen bzw. Fähigkeiten zur Problemlösung von Betroffenen mit den Anforderungen, die an sie gestellt werden, abzustimmen und Maßnahmen zur Förderung der Selbstkompetenz zu setzen. Zu Pflegende sollen dazu ermächtigt werden, zukünftig gesundheitsrelevante Phänomene und mögliche Gesundheitsprobleme zu erkennen, Informationen dazu zu finden, diese zu beurteilen und gegebenenfalls Handlungen davon abzuleiten. Dies entspricht dem Konzept der Gesundheitskompetenz, die es zu entwickeln bzw. zu stärken gilt. Auch in diesem

Konzept wird deutlich, dass es um die Stärkung der persönlichen Ressourcen und Entwicklung der Selbstpflege geht, um die Abhängigkeit als Quelle und Verstärker einer Vulnerabilität zu reduzieren.

Kritik am Konzept der individualisierten Pflege, die aber auch für die patientenzentrierte Pflege gilt, bezieht sich auf den Aspekt, dass soziale Netzwerke, Familien und Gemeinschaften, die eine wichtige Rolle im Krankheitsfall und der Genesung spielen, dabei weitgehend unberücksichtigt bleiben (vgl. Gallagher/Warren 2018, S. 60). Nun kann zwar argumentiert werden, dass dies alles Teil der Lebenswelt ist, von der ursprünglichen Konzeption her scheinen sie jedoch eher eine Randerscheinung zu sein.

Kultursensible Pflege

Ein weiteres Konzept zur Erfassung der Anderheit der Anderen sind kulturbezogene Konzepte, wie das der transkulturellen Pflege. Die Pionierin ist Madeleine Leininger, eine amerikanische Pflegewissenschaftlerin, die die Arbeit zu diesem Thema bereits in den 1960er Jahren begann. Im deutschsprachigen Raum wurde ihr Modell der transkulturellen Pflege in den 1990 Jahren rezipiert (vgl. Leininger 1998) und ist dann etwas in Vergessenheit geraten. In Zeiten der zunehmenden Migration gewinnt das Thema jedoch wieder an Aktualität. In Zukunft werden Pflegende vermehrt mit einer kulturellen Vielfalt konfrontiert werden und in der Lage sein müssen, eine multikulturell kompetente, individualisierte Versorgung in komplexen Gesundheitssituationen zu erbringen (vgl. Suhonen et al. 2018, S. 2). Nicht nur weil Kultur ein wesentlicher Aspekt der Pflege ist, sondern auch weil Migration eine Quelle für Vulnerabilität darstellt. Leiningers Ausgangspunkt war, dass es neben der physiologischen, psychologischen, spirituellen und sozialen Perspektive auch wichtig ist, die Kultur und den kulturellen Hintergrund von zu Pflegenden zu berücksichtigen. Dabei geht es um die Werte und Überzeugungen, die von Generation zu Generation weitergegeben werden, die die Gesundheit und Krankheit sowie das jeweilige Verständnis und Verhalten beeinflussen. Eng mit dem Modell der transkulturellen Pflege verbunden sind die Konzepte der kultursensiblen Pflege und der kulturellen Kompetenz. Wie bei Leininger auch, geht es in der kultursensiblen Pflege darum, Menschen anderer Kulturen vor dem Hintergrund ihrer je eigenen Lebenswelt zu verstehen. Im Unterschied zur personenzentrierten Pflege, die das gleiche Ziel verfolgt, kommt hier noch der Aspekt des doppelt Fremden hinzu, nicht nur die Person ist fremd, sondern auch deren kultureller Hintergrund. Aber auch hier gilt, dass das Fremde immer etwas mit dem Eigenen zu tun hat. „Das Fremde ist ein dynamisches Phänomen, das eng mit dem Eigenen zusammenhängt: die eigene Identität und das Andere setzen sich gegenseitig voraus, bedingen und verändern einander." (Zielke-

Nadkarni 2003, S. 85) Die Andersheit im Zusammenhang mit kulturellen Unterschieden erfordert demnach in einem ersten Schritt die Auseinandersetzung mit der eigenen Kultur. Selbstreflexion ist neben der narrativen Empathie, dem Hintergrundwissen und der Erfahrung eine zentrale Komponente der kulturellen Kompetenz. Unter kultureller Kompetenz wird die Fähigkeit verstanden,

> „[...] individuelle Lebenswelten in der besonderen Situation und in unterschiedlichen Kontexten zu erfassen, zu verstehen und entsprechende, angepasste Handlungsweisen daraus abzuleiten. Transkulturell kompetente Fachpersonen reflektieren eigene lebensweltliche Prägungen und Vorurteile, haben die Fähigkeit, die Perspektive anderer zu erfassen und zu deuten und vermeiden Kulturalisierungen und Stereotypisierungen von bestimmten Zielgruppen." (Domenig 2007, S. 174)

In den letzten Jahrzehnten wurde das Konzept der transkulturellen bzw. kultursensiblen Pflege vielfältig weiterentwickelt, eine praxisorientierte Theorie im Sinne einer sogenannten „middle range"-Theorie steht jedoch noch aus. Als gemeinsamer Nenner kann die transkulturelle Pflege als ein spezifischer Aspekt der Pflege beschrieben werden, der der Notwendigkeit nachkommt, eine globale Perspektive in einer Welt miteinander in Zusammenhang stehender Nationen und Menschen zu entwickeln (vgl. Im/Lee 2018, S. 164).

Zur Erfassung der Andersheit der Anderen wird an dieser Stelle keines der angeführten Konzepte empfohlen. Alle genannten umfassen wichtige Elemente des Menschseins in der Pflege, die wie folgt zusammengefasst werden können:

- Der Mensch ist ein moralisches Wesen, dem Würde, Respekt und Gerechtigkeit zu zollen sind.
- Der Mensch hat spezifische Bedürfnisse, die sowohl krankheits- wie auch lebensweltlich bedingt sind.
- Der Mensch ist in ein soziales, kulturelles und räumliches Umfeld eingebettet, das seine Bedürfnisse und die Art der Befriedigung beeinflusst.
- Der Mensch ist von anderen Menschen abhängig, worin sich Vulnerabilität äußert.

Vielfach wird in der Praxis die Frage gestellt, ob diese Konzepte in den gegebenen Strukturen und mit den vorhandenen Ressourcen eine Chance haben, umgesetzt zu werden. Sie scheinen in Zeiten der Ökonomisierung des Gesundheitswesens doch eher Luxus. Um danach handeln zu können, fehle es an Zeit und Raum. Bei genauerer Betrachtung muss jedoch festgehalten werden, dass diese Konzepte mehr eine spezifische Haltung denn eine zusätzliche Handlung erfordern. Zwei, über die tägliche Routine hinausgehende Anstrengungen sind jedoch erforderlich: Für eine personenzentrierte und kultursensible Pflege bedarf es eines umfassenden Fachwissens und dem Interesse an der Person über deren unmittelbaren Pflegebedarf hinaus. Sie bilden die Basis für die Entscheidung, was im konkreten Fall eine angemessene Handlung ist. Werden diese beiden Anforderungen erfüllt, können mitunter Zeit und Ressourcen gespart werden, weil die Pflege auf das Wesentliche konzentriert erbracht werden kann. Die Andere oder den Anderen in einer Andersheit zu respektieren, erfordert keine Zeit, sondern Mut, denn sie beinhaltet auch, immer wieder auf Neue das Eigene zu entdecken. Die ethische Herausforderung liegt vorerst darin, dies zu erkennen und anzuerkennen.

3.2 Ethische Herausforderungen in der Anerkennung der Andersheit der Anderen

Die erste Bedingung für das Gelingen einer professionellen Pflegebeziehung ist also, sich der Asymmetrie der Beziehung bewusst zu sein, die Andersheit der oder des Anderen wahrzunehmen und die Differenz zu respektieren. Wird jedoch Vulnerabilität nur auf der Seite der zu Pflegenden geortet und Pflegenden die Rolle, diese zu schützen und zu unterstützen, zugeschrieben, wird diese Asymmetrie verstärkt. Eine Person ist schwach und bedürftig und eine andere Person stark und in der Lage, Abhilfe zu schaffen. Diese Sichtweise birgt die Gefahr, zu Pflegende in eine rein passive Rolle zu drängen. Auch wenn dies in einigen Fällen zutreffen mag, wie z. B. in Akut- oder in für zu Pflegende neuen Situationen, werden damit die Ressourcen und das Wissen von zu Pflegenden unterschätzt und wird die Fähigkeit der Pflegenden, die erforderliche Hilfe zu leisten, überschätzt (vgl. Boldt 2019, S. 5). Um dies zu erkennen, ist ethische Sensibilität erforderlich, im Speziellen das Wissen um die gegenseitige Vulnerabilität und das Zulassen derselben in der Begegnung. Nur so kann ein Verständnis für die spezielle Situation der zu Pflegenden entwickelt werden. Dabei geht es noch nicht um Theorien oder ethische Prinzipien. Sie dienen der Schulung der Haltung und der Reflexion von mehr oder weniger gelungenen Begegnungen. Vor der Erfassung des Pflegebedarfs, der herkömmlich vom physischen oder kognitiven Zustand abgeleitet wird, gilt es das Individuum als Person, eingebettet in eine kulturell geformte Lebenswelt, zu sehen. Die Wahrnehmung der Anderheit des Anderen bleibt nicht auf ein bestimmtes Pflegephänomen – z. B. Ungewissheit – und den unmittelbaren Kontext – Warten auf eine Diagnose – beschränkt, sondern erfolgt im Zusammenwirken von Phänomen und Lebenswelt – z. B. Auswirkungen der Ungewissheit während des Wartens auf eine Diagnose, auf die Krankheitsbewältigung, die berufliche Zukunft, die Familiensituation, die Existenzsicherung, das Aussehen, u.v.m. Die Bedeutung eines Phänomens für die jeweils Betroffenen kann daher nur vor dem Hintergrund der Lebenswelt verstanden werden und so auch die Vulnerabilität, die aus dieser resultiert.

Wird die Andersheit wahrgenommen, respektiert und in die Pflege integriert, ist die ethische Herausforderung gemeistert. Doch vielfach lässt dies der Arbeitsalltag nicht zu, es wird ein Routineprogramm abgearbeitet. Dies hat zur Folge, dass das, was sein soll, nicht ist, z. B. eine personenzentrierte Pflege, oder das, was ist, nicht sein soll, z. B. ein für alle gleiches Standardprogramm. Was sein soll, ist das, was in einer Gemeinschaft als gut, richtig und gerecht erachtet wird, es sind dies die moralischen Anforderungen an das Handeln. Sie kommen unter Druck, wenn sie entweder nicht gerechtfertigt sind oder nicht verwirklicht werden können. Ethische Sensibilität umfasst demnach die kritische Reflexion darüber, ob die moralischen Anforderungen einer individuellen und personenzentrierten Pflege gerechtfertigt sind. Dies erfordert einen Konsens zu den ethischen Grundlagen, formuliert als Prinzipien, Normen oder Werte, festgehalten als pflegerisches Berufsethos in Ethikkodizes, im Leitbild, in Pflegemodellen. Dazu zählen Respekt vor der Selbstbestimmung, Autonomie, Wohltun, Gesundheit fördern, wiederherstellen, Leiden lindern, Schaden vermeiden, Krankheit verhindern, Gerechtigkeit, Für-Sorge (Care), Verantwortung, Empathie, Integrität, Gewissenhaftigkeit, Gehorsam, Loyalität, Pflichterfüllung, u.v.m. Die Aufzählung zeigt, dass sich in der Praxis nicht nur ein moralischer Pluralismus findet (jede oder jeder hat so seine Vorstellung, was gut, richtig und gerecht ist), sondern der ethische Pluralismus eine Herausforderung darstellt. Es ist dies ein Merkmal aufgeklärter Gesellschaften, demgegenüber würden unverrückbare Dogmen stehen. Ethische Prinzipien, Normen oder Werte sind nicht hierarchisch geordnet, sie müssen im Einzelfall gegeneinander abgewogen werden (vgl. Monteverde 2012, S. 35). Was allgemein gerechtfertigt ist, bedeutet nicht, dass es im Einzelfall moralisch vertreten werden muss. Dies kann gut am universalen Prinzip der Autonomie gezeigt werden. Auch wenn die Autonomie des Menschen ein allgemein anerkannter Wert ist, stellt sie sich im individuellen Fall sehr unterschiedlich dar. Ein Beispiel hierzu ist die Einbeziehung von zu Pflegenden in die Entscheidungsfindung. Untersuchungen zeigen, dass diese gar nicht von allen bzw. in allen Situationen gewünscht wird, sondern unter anderem stark abhängig ist von der Ernsthaftigkeit der Erkrankung, dem Erfahrungshintergrund, dem Alter oder dem Geschlecht (vgl. Smoliner et al. 2009; Thompson 2007) und getragen wird von Vorstellungen und Sichtweisen von Betroffenen, Angehörigen oder Bezugspersonen zur Selbstkompetenz.

Der zweite Aspekt der kritischen Reflexion ist, ob die ethischen Anforderungen und moralischen Vorstellungen auch umgesetzt bzw. ob sie verwirklicht werden können. Für die professionelle Pflege finden sich die Antworten darauf in forschungsbasierten Erkenntnissen, aber auch in der Gesundheitseinrichtung als normierter Kontext, in wirtschaftlichen Kalkülen und Zielen sowie in Zeit-, Raum- und persönlichen Restriktionen. Es ist zwar bekannt, dass diese Faktoren Einfluss auf die Qualität der Leistung haben, dennoch findet sich selten eine klare Abgrenzung im Sinne einer Priorisierung, was zu tun ist, wenn die Ressourcen weniger werden. Letzteres wird als implizite Rationierung bezeichnet, d. h. notwendige Leistungen werden aufgrund von Ressourcenmangel ohne fachlich fundierte Priorisierung vorenthalten (vgl. Ausserhofer et al. 2013, S. 126 f.). Dabei kommt es zu einer Schieflage zwischen Wissenstand und Realisierbarkeit. Die Folge ist, dass das Individuelle entweder negiert oder zum Problemfall wird. Dies kann gut am Beispiel von Menschen mit Demenz im Krankenhaus gezeigt werden, indem hier zwei Welten aufeinandertreffen. Die eine Welt ist die der Pflegenden, für die Menschen mit kognitiven Einschränkungen im Akutkrankenhaus besondere Herausforderungen darstellen. Für die Aufnahme steht der Einweisungsgrund im Vordergrund, ist dies nicht die Demenz, wie häufig der Fall, dann stört, behindert, belastet sie und verbraucht knappe Ressourcen. Für Pflegende bedeutet dies, dass sie den ethischen Anforderungen mit den gegebenen Handlungsmöglichkeiten nicht nachkommen können. Dies zeigt sich im permanenten Abwägen von Autonomie und Sicherheit, z. B. in der Frage, inwieweit zu Pflegende autonom entscheiden bzw. die Entscheidungsfindung gemeinsam erfolgt oder ob zur Sicherheit freiheitseinschränkende Maßnahmen ohne Zustimmung angewandt werden können. Ebenso zeigt sich dies im Spannungsfeld zwischen den Prinzipien der Fürsorge und der Gerechtigkeit. Wem wird wie viel Aufmerksamkeit gewidmet bzw. Zuwendung zuteil und ist diese gerecht verteilt? Ein dritter Aspekt ist die Aufrechterhaltung der Würde von zu Pflegenden, die Privatheit und Intimsphäre betreffend, der die Dienstpflicht gegenübersteht. Die Integrität und Aufrichtigkeit den zu Pflegenden gegenüber wird einer Strukturorientierung oder auch der Loyalität den Kolleginnen und Kollegen gegenüber geopfert. Dies macht Pflegende verletzlich, zu sehen am moralischen Stress, der zum Disstress wird, wenn die Handlungsmöglichkeiten dauerhaft im Widerspruch zum Berufsethos und dem eigenen moralischen Anspruch stehen (vgl. Rathert/May/Chung 2016, S. 40). In der Praxis sind Pflegende auf sich gestellt, sie müssen sich nach den Erfordernissen des Augenblicks richten. Und dieser ist eben gekennzeichnet durch Alltagsroutine, inadäquate Infrastruktur, Zeitmangel, aber auch durch fehlendes Fachwissen oder persönliche Voreingenommenheit. Darin liegt eine der größten Herausforderungen in der Anerkennung der Andersheit der Anderen.

Die andere Welt ist die der zu Pflegenden. Die Pflege im Akutkrankenhaus stellt auch für Menschen mit kognitiven Einschränkungen besondere Herausforderungen dar. Schnelllebigkeit, Routine und Standardisierung schränken die Individualität ein. Die Unmittelbarkeit eines im Augenblick lebenden Menschen stößt auf starre Strukturen, Rationalität und angespannte Emotionalität. Die Bedürfnisse und Empfindungen können nicht adäquat kommuniziert werden, der Pflegeprozess fokussiert das Sichtbare. Die fremden Strukturen und Handlungsmuster einer Einrichtung schaffen Unsicherheit und Verwirrung und lösen herausforderndes Verhalten aus bzw. verstärken es, womit ein Teufelskreis beginnt, in dem sich die Vulnerabilität der zu Pflegenden stetig erhöht (vgl. Dewing/Dijk 2016, S. 110; Pinkert/Holle 2012, S. 733). Zu den gesundheitlichen Risiken eines Krankenhausaufenthaltes, wie Sturz, Infektion, Mangelernährung oder Delir kommt die Verletzung ethischer Prinzipien und die Missachtung moralischer Anforderungen hinzu. In Situationen wie diesen kann die Andersheit der Anderen nicht erfasst und demnach auch deren Vulnerabilität nicht wahrgenommen werden, im Gegenteil, sie wird verstärkt. Sich dagegen zu wehren, erfordert u.a. moralische Handlungskompetenz.

3.3 Die Entwicklung moralischer Handlungskompetenz zur Wahrnehmung der Andersheit der Anderen

Krankheit, kognitive und physische Einschränkungen und Leiden schaffen ebenso Unsicherheit wie eine fremde Umgebung. Sie stellen eine Bedrohung für den Menschen dar und erhöhen die allgemeine Vulnerabilität einer Person (vgl. Thorup et al. 2012, S. 431). Für das Gelingen einer professionellen Pflegebeziehung ist neben der ethischen Sensibilität zur Wahrnehmung dieser Vulnerabilität, dem Hintergrundwissen und der Bewusstseinsbildung auch eine moralische Handlungskompetenz nötig. Dass die Umsetzung einer personenzentrierten Pflege durch vielfältige Faktoren blockiert sein kann, wurde im vorherigen Abschnitt behandelt. Um diese Blockade aufheben zu können, gilt es den Umgang mit dem ethischen Pluralismus, d. h. mit Ethikleitlinien bzw. Ethikrichtlinien, kritisch zu reflektieren.

Emmanuel Levinas zufolge folgt das Theoretische dem Ethischen. Zuerst ist die Begegnung, die präkognitiv erlebt wird, dann das Handeln. Erfolgt das Handeln strikt nach vorgegebenen allgemeinen Ethikprinzipien, wird den sich Begegnenden die Chance genommen, sich in ihrer Andersheit wahrzunehmen. Aus diesem Grund ist die kritische Reflexion ethischer Grundlagen und die Förderung der Kompetenz im Umgang mit diesen Instrumenten ein erster Schritt in der Entwicklung moralischer Handlungskompetenz. Ethikleitlinien bzw. Ethikrichtlinien sind vom ethischen Pluralismus geprägt, der sich in verschiedenen Codes, Erklärungen, Deklarationen, Gesetzen präsentiert, die nicht immer in die gleiche Richtung weisen und für alle und jede Situation zutreffend sind. Hinzu kommt, dass jeder Mensch eigene Moralvorstellungen hat. In der Praxis entsteht daraus ein Auslegungsproblem, da Regeln und Prinzipien abstrakt und nicht ident mit der Praxis sind. Als Reaktion werden die Konzepte und ethischen Prinzipien vielfach zu einer Art „Gesetz“, die Reflexion wird durch ein Verfahren „quasi rechtlicher“ Auslegung ersetzt. In der Literatur wird dies das Legalisierungsproblem genannt (vgl. Eriksson/Helgesson/Höglund 2007). Genau das aber widerspricht der Ethik der Begegnung, in der die Andersheit des Anderen und nicht Richtlinien im Zentrum stehen. Für die Praxis bedeutet dies, aufgezeigt am Beispiel des Spannungsfeldes Autonomie und Sicherheit bzw. Schaden vermeiden, dass die Entscheidung zur Aufrechterhaltung der Autonomie vom grundsätzlichen Recht auf Selbstbestimmung geprägt und zu respektieren ist, jedoch die Grenzen zur Selbst- bzw. Fremdgefährdung erkannt werden müssen. Wo diese Grenzen im Einzelfall liegen, findet sich in keinem Standard, sie müssen individuell im konkreten Fall bestimmt werden. Dazu ist vielfach stellvertretendes Deuten aus professioneller Sicht nötig, d. h., es muss begründet vor dem Hintergrund der Reflexion möglicher Konsequenzen entschieden werden. Bei der Wahl der Mittel muss in der Folge die Frage gestellt werden, inwiefern der Zweck (z. B. Sicherheit und wenn ja, für wen?) jedes Mittel (z. B. Freiheitsbeschränkung) heiligt? Ist diese Frage geklärt, kann professionelle Verantwortung übernommen werden; darin drückt sich moralische Handlungskompetenz aus. Doch diese Fragen sind nicht immer einfach zu beantworten.

Framing und Reframing

Welche Voraussetzungen gegeben sein müssen, um Verantwortung übernehmen zu können, soll nun ein weiteres Mal am Beispiel der Demenz im Krankenhaus dargestellt werden. Ausgangspunkt ist das Verstehen der allgemeinen und der individuellen Situation. Das Verstehen von bestimmten Verhaltensweisen von Menschen mit Demenz erfordert im routinegetriebenen Alltag die Änderung der Konnotation oder auch das Framing des Verhaltens. Mit Framing ist das Einordnen eines Phänomens in einen bestimmten Deutungsrahmen gemeint. Demenzielle Verhaltensweisen oder Symptomatiken werden häufig rein krankheits- und weniger kontextbedingt und in der Welt des Krankenhauses als logistische Probleme gedeutet. Das herausfordernde Verhalten wird mit Belastung und Störung des Routinebetriebs verbunden (konnotiert), Auslöser ist die kranke Person. Die Deutung erfolgt organisations-, struktur- und aufgabenbezogen. Die Änderung dieser Konnotation erfolgt durch die Umdeutung oder auch Reframing, indem die Verhaltensweisen oder Symptomatiken als pflegerelevante Mittteilungen gedeutet werden. D.h. das herausfordernde Verhalten wird als Unvermögen definiert, einen physischen, psychischen oder emotionalen Zustand so zu kommunizieren, dass er von anderen verstanden wird. Es wird damit ein Bedürfnis geäußert (vgl. Kovach et al. 2005), das es herauszufinden gilt. Zu erfassen ist, was diese Person in der konkreten Situation der anderen Person mitteilen möchte. D.h. die Deutung erfolgt personen-, bedürfnis- und beziehungsorientiert (vgl. Clissett et al. 2013), die Situation wird individuell verstanden. Es erfolgt eine sinnhafte Deutung von individuellen und pflegefachlich relevanten Phänomenen in einem gegebenen Kontext, daraus können dann Lösungen entwickelt werden, die für alle Beteiligten annehmbar sind und eine positive Veränderung der Situation bewirken. Nur so kann aus dem Teufelskreis ausgebrochen werden. Die Ziele, die damit verfolgt werden, sind Verstehen und angemessen Handeln. Dies kann prinzipiell in jeder alltäglichen Situation erfolgen. Damit ist jedoch das Problem, wie dies im hektischen Alltag umgesetzt wird, nicht gelöst. Dass dazu spezielle Versorgungskonzepte nötig sind, ist selbstredend. Sie schaffen den Rahmen, der jedoch für eine Organisationseinheit bzw. für ein Team eigens gefüllt werden muss. In so komplexen Situationen, in denen vielfältige Faktoren zusammenwirken, bietet sich dazu die Kasuistik oder Fallarbeit an.

Ethische Fallarbeit

Verstehen ist induktiv, d. h. es wird von der individuellen Situation ausgegangen, z. B. von der erlebten Begegnung. Eine individuelle Situation wird zum Fall, wenn sie einer Auslegung bedarf, weil mehrere Faktoren zusammenwirken und Klärungsbedarf entsteht, weil sie sich in unterschiedlicher Weise verhalten kann und/oder weil sie so oder anders gesehen, wahrgenommen, erfahren, gelöst werden kann. Fallarbeit dient der Stärkung des Situationsbewusstsein (vgl. Endsley 2015, S. 5) bzw. der Förderung der situativen Kompetenz, der Entwicklung und Förderung der Problemlösungsfähigkeit und damit der beruflichen Handlungskompetenz. Geschieht diese in einem geschützten Rahmen, können blinde Flecken und sogenannte „mentale shortcuts“ aufgedeckt und soweit möglich, aufgehoben werden (vgl. Schrems 2019, S. 34). Es wird damit Wissen generiert, auf das in konkreten Situationen zurückgegriffen werden kann. Eine notwendige Voraussetzung zur Entwicklung einer moralischen Handlungskompetenz ist eine ethisch reflektierende Einstellung. Dazu ist es hilfreich, wenn die kritische Auseinandersetzung mit dem Ethos der Pflege im Team und anhand moralischer Problemstellungen aus dem Pflegealltag erfolgt. Als systematische und begleitete Reflexion von realen klinischen Fällen in einer Gruppe/in einem Team kann sie zu einem regelmäßigen und strukturellen Bestandteil der beruflichen Bildung am Arbeitsplatz werden. Dies hat wiederum Einfluss auf das ethische Klima einer Einrichtung, das mitverantwortlich ist für den Umgang mit moralischen Stresssituationen. Im Vordergrund steht ein kontextgebundenes Lernen in Beziehungen zwischen verschiedenen Menschen.

Ethische Fallbesprechungen können mono- oder multidisziplinär organisiert sein. Es handelt sich dabei um strukturierte Besprechungen von ethischen

Problemen der täglichen Praxis durch diejenigen, die für die Behandlung, Pflege und Versorgung von Personen die Verantwortung tragen. Gegenstand der Besprechung sind Situationen, die durch Unsicherheit und Interessenvielfalt gekennzeichnet sind bzw. in denen Konflikte zwischen verschiedenen Überzeugungen, Argumentationsweisen und Grundhaltungen bestehen. „Das Ziel ist, vor dem Hintergrund ethischer Prinzipien und Konzepte und unter Einbeziehung der Sichtweisen der Betroffenen die jeweilige Handlungsentscheidung moralisch rechtfertigen zu können." (vgl. Schrems 2019, S. 140) Eine Handlungsentscheidung kann vorausschauend (prospektiv), aber rückwirkend (retrospektiv) reflektiert werden. In beiden Fällen wird die situative Kompetenz gefördert, das heißt, wissen, worum es in einer Situation geht. Im Entscheidungsprozess umfasst dies das Wahrnehmen der aktuellen Situation (Sammeln von Daten), das Verstehen der aktuellen Situation (Interpretation der Daten) und das Vorhersehen möglicher Konsequenzen (Vorwegnahme künftiger Zustände). Situationsbewusstsein kann gelernt werden, z. B. durch klinische Lehrsituationen und praktische Übungen zur Entscheidungsfindung, aber ebenso in Fallbesprechungen. Um z. B. verstehen zu können, was Vulnerabilität für eine konkrete Person bedeutet, kann versucht werden, sich in die Situation derselben Person hineinzuversetzen. Der sogenannte Perspektivenwechsel kann den Blick auf das Verhalten einer Person verändern, auch wenn es immer die eigene Person ist, die sich in die Situation von jemanden anderen hineinversetzt. Dabei wird die fachliche Perspektive, was in solch einer Situation allgemein angemessen ist, mit der individuellen Perspektive, was für die spezielle Person angemessen ist, erweitert.

4 Der Grad der Vulnerabilität

Die Wahrnehmung und der Respekt der Andersheit der oder des Anderen beinhaltet auch die Vulnerabilität der sich Begegnenden. In diesem Abschnitt geht es vorerst um jene der zu Pflegenden. Die Vulnerabilität der Pflegenden wird in Kapitel 6 behandelt. Ausgehend von der Einzigartigkeit des Menschen und einem personenzentrierten Ansatz ist Vulnerabilität ein individuelles Phänomen. Wenngleich es bei verschiedenen Gruppen Gemeinsamkeiten die verursachenden Faktoren betreffend gibt, werden die Auswirkungen davon unterschiedlich erlebt. Es gilt daher das besondere Erleben und den Grad von Vulnerabilität zu erfassen. Mit dem Begriff Grad wird Bezug auf lat. *gradus* für Schritt oder Stufe, auch für Stärke oder Intensität genommen. Vulnerabilität kann nicht wie die Temperatur oder der Blutdruck gemessen, sie muss durch Kommunikation oder Beobachtung erschlossen werden. Dazu bedarf es der Kenntnis der „objektiven“ internen und externen Faktoren, die für die vulnerable Situation verantwortlich sind, welche sie verstärken können und was getan werden kann, um sie zu vermindern. Für die verstärkenden und vermindernden Aspekte ist wiederum die Kenntnis der Person, deren subjektives Erleben und der ihr zur Verfügung stehenden Ressourcen notwendig. Es handelt sich bei der Erfassung der Vulnerabilität nicht um eine zusätzliche Aufgabe oder um eine weitere Checkliste, sie ergibt sich aus einer fundierten Anamnese als Fundament für den Pflegeprozesses. Notwendig ist jedoch ein verstehender Zugang, indem die Situation nicht nur vor dem Hintergrund der pflegerelevanten Aspekte, sondern auch deren Bedeutung für die zu Pflegenden verstanden wird. Ein verstehender Zugang im Rahmen des Pflegeprozesses bedeutet demnach, die pflegefachlich relevanten Aspekte vor dem Hintergrund der individuellen Bedürfnisse zu interpretieren und einer Lösung zuzuführen. Das vermittelnde Dritte sind nicht fertige Standards, sondern ist die Pflegende, die im individuellen Fall abstimmt, entscheidet und handelt (vgl. Schrems 2018, S. 25 f.).

4.1 Typologien zur Erfassung der situationsspezifischen Vulnerabilität

Das Konzept Vulnerabilität weist eine große Spannbreite auf. Die Rolle der Pflegenden ist es daher, den Grad an Vulnerabilität zu erkennen und mildernde Maßnahmen zu setzen bzw. zu verhindern, dass die Vulnerabilität im pflegerischen Kontext verstärkt wird. Für die Erfassung von Vulnerabilität von zu Pflegenden gibt es kein standardisiertes Assessmentinstrument. Dies liegt mitunter daran, dass der Begriff und das Phänomen vielfältig sind. Sicher ist jedoch, dass alleine mit einer auf Gruppen oder Populationen zugeschriebenen Vulnerabilität dem Phänomen nicht gerecht werden kann. In Kapitel 1.2 wurden einige Ursachen und Lebensumstände für Vulnerabilität beschrieben, doch auch sie geben keinen direkten Hinweis, wie die individuelle Vulnerabilität eingeschätzt und erfasst werden kann. In der Literatur finden sich mehrere Typologien zur Bestimmung von Ursachen und Ausprägungen, sie werden im Folgenden vorgestellt. Am Beginn steht eine funktionale Bestimmung von Vulnerabilität, die eine erste Einschätzung möglich macht. Im Weiteren folgen drei Typologien, die Unterstützung bieten können, indem sie auf die Vielfältigkeit des Phänomens verweisen. Die Typologien sind mehrheitlich für die Forschungsethik entwickelt und werden in der Literatur vor diesem Hintergrund diskutiert. Sie sollen Forschungsteilnehmende vor Ausbeutung, Missbrauch oder Schaden schützen. Das bedeutet aber nicht, dass diese Typologien nicht auch allgemeine Relevanz in der Wahrnehmung von Vulnerabilität haben können, dies auch aus Mangel an anderen Instrumenten. Eine Übertragung auf die Pflege ist weitgehend möglich, weil im pflegerischen Kontext die Kenntnis von möglichen Ursachen und Ausprägungen einer spezifischen Vulnerabilität für die Planung von Pflegeinterventionen wichtig ist.

Eine funktionale Bestimmung von Vulnerabilität

Nach Henk ten Have (2016) erfordert eine differenzierte Verwendung des Vulnerabilitätskonzepts die Betrachtung von mindestens drei Aspekten:

(1) dem Ausgesetzt-Sein einer Verletzung (*exposure*),
(2) der Sensibilität (*sensitivity*), darauf zu reagieren, und
(3) der Möglichkeit, dem Ausgesetzt-Sein entsprechend begegnen zu können (*adaption*) (vgl. ten Have 2016, S. 11 f.).

Menschen können denselben Bedrohungen oder Situationen ausgesetzt sein, z. B. verschiedenen krankmachenden Bakterien oder dem Verlust des Arbeitsplatzes, aber abhängig vom Zustand der Immunabwehr oder der finanziellen Situation bzw. der Mobilität unterschiedlich darauf reagieren und in unterschiedlicher Weise der Bedrohung begegnen. Ausschlaggebend ist z. B., ob sie das Gesundheitssystem zu nutzen wissen bzw. auf finanzielle Rücklagen zurückgreifen können oder flexibel sind, was den Arbeitsplatz betrifft (Abb. 4). Ist die Immunabwehr schlecht oder kann das Gesundheitssystem nicht genutzt werden, kann dies zum Ausbruch einer Krankheit führen. Sind weder finanzielle Rücklagen noch örtliche Flexibilität vorhanden, kann dies problematisch für die Sicherstellung alltäglicher Bedürfnisse und mittelfristig für die Existenzsicherung sein. Das Problem verschärft sich, wenn Krankheit als interner Faktor und der Verlust des Arbeitsplatzes als externer Faktor gemeinsam auftreten.

Krankmachende Bakterien
Arbeitsplatzverlust
Einer möglichen Verletzung ausgesetzt sein
Exposure
Die Sensibilität, darauf zu reagieren
Sensitivity
Zustand der Immunabwehr
Finanzielle Rücklagen; Flexibilität
Nutzung des Gesundheitssystems
Sicherung alltäglicher Bedürfnisse
Der Art des Ausgesetztseins begegnen können
Adaption

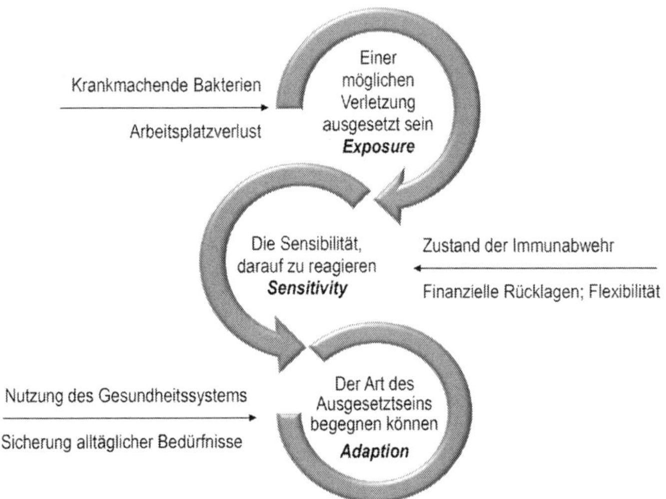

Abb. 4: Funktionale Bestimmung von Vulnerabilität (nach Schrems 2020

Die Sensibilität und die Adaptionsmöglichkeiten bilden die Unterscheidungsmerkmale zwischen der anthropologischen und der speziellen Vulnerabilität. So können die Notwendigkeit und die Art von besonderen Schutzmaßnahmen erst nach Feststellung der Sensibilität und den Möglichkeiten der Adaption bestimmt werden. Die Beschreibung von Vulnerabilität anhand der Aspekte Ausgesetzt-Sein, Sensibilität und Adaption eignet sich zur Bestimmung einer situationsspezifischen Vulnerabilität, die als Grundvoraussetzung die anthropologische, dass alle Menschen in gleicher Weise bestimmten Gefahren ausgesetzt sind, als Basis hat. Der Ansatzpunkt für die Reduktion von Vulnerabilität liegt daher nicht bei den unvermeidlichen Risiken, sondern bei der Sensibilität und den Möglichkeiten zur Adaption. Gegeben der speziellen Lebenssituation kann eine mehr oder weniger große Sensibilität bestehen, die mit den jeweils vorhandenen Ressourcen zur Adaption den Grad an Vulnerabilität ergibt. Die Adaption stellt für die spezifische Vulnerabilität eine Form des Selbstschutzes dar (vgl. Purdy 2004, S. 27). Vulnerabilität hat demnach eine äußere Seite, das Ausgesetzsein von Gefahren, und eine doppelte innere Seite, die der Sensibilität und der Adaption. Letztere kann auch durch externe Faktoren kompensiert werden, wie dem Zugang zum Gesundheitssystem, zu Wissensquellen oder zu sozialen Netzwerken, die aber jeweils die Kenntnis derselben voraussetzt. In diesem Sinne bestimmt sich Vulnerabilität als Mangel oder als ein Defizit nur über die Ressourcenseite. Ein mit Vulnerabilität eng verbundener Begriff ist daher Resilienz oder Widerstandsfähigkeit, die am Aspekt der Adaption anschließt.

Exkurs: Resilienz

Resilienz, lat. für *zurückspringen* oder *abprallen,* ist ein Konzept der Psychologie und kann einer salutogenetischen Orientierung zugeordnet werden, indem danach gefragt wird, was Menschen gegenüber negativen Ereignissen belastbarer macht. Die folgenden Ausführungen basieren auf einer Literaturübersicht zu Definitionen, Konzepten und Theorien von Resilienz von David Fletcher und Mustafa Sarkar (2013). Die Autoren stellen fest, dass es in der Literatur verschiedene Definitionen von Resilienz gibt, die als gemeinsamen Nenner zwei Kernkonzepte aufweisen: ein negatives Ereignis oder eine Widrigkeit und die positive Anpassung (vgl. Fletcher/Sarkar 2013, S. 12). Resilienz bedeutet demnach eine für die betroffene Person angemessene Adaption auf ein negatives Ereignis, das von einem alltäglichen Problem bis hin zu einem traumatischen Ereignis reichen kann. Resilienz umfasst die Gesamtheit individueller Kapazitäten und Fähigkeiten, sich trotz Belastungen und widriger Umstände positiv zu entwickeln. Wann eine Anpassung angemessen ist, wird mitunter durch den sozio-kulturellen Kontext bestimmt (vgl. Burghardt/Dziabel/Höhne 2017, S. 155). Konzeptionell umfasst Resilienz verschiedenen Stufen, die die betroffene Person vor einer negativen Einschätzung von aus einem Ereignis resultierenden Stressoren schützen. Beispiele sind das Selbstwertgefühl, das wahrgenommene Kontrollvermögen und der Optimismus. Resilienz beeinflusst diesen Stressprozess auf mehreren Ebenen: (1) In der Einzelbewertung der Stressoren, (2) in der Metakognition, d. h. in der Reflexion als Reaktion auf die ausgelösten Emotionen, und (3) bei der Auswahl von Bewältigungsstrategien. Coping ist damit ein Teilkonzept von Resilienz, aber nicht damit zu verwechseln. Resilienz beeinflusst die Bewertung eines Ereignisses, während sich Coping auf die Strategien bezieht, die der Bewertung eines stressreichen Ereignisses folgen. Resilienz zeichnet sich darüber hinaus durch eine positive und schützende Wirkung auf ein stressreiches Ereignis aus, wohingegen Coping eine Reaktion auf dieses Ereignis mit unterschiedlicher Wirksamkeit der Bewältigungsstrategie ist. Zur Frage, ob es sich bei Resilienz um eine persönliche Eigenschaft handelt oder ob diese gelernt oder entwickelt werden kann, gibt es keine eindeutige Antwort. Es konnte jedoch in einigen Studien nachgewiesen werden, dass die Konfrontation und der Umgang mit negativen Ereignissen, sofern sie in Maßen auftreten, ungenutzte Ressourcen mobilisieren, wie z. B. unterstützende soziale Netzwerke oder das Gefühl der Beherrschung zukünftiger negativer Ereignisse. Im Zusammenhang mit der funktionalen Definition von Vulnerabilität bedeutet dies, dass die Milderung von einer bestehenden oder drohenden Vulnerabilität hier ansetzt. Dazu gilt es in einem ersten Schritt die Beurteilungs- und Reflexionsstrategien zu erfassen, um das negative Denken oder Katastrophendenken zu minimieren und kontraproduktive Überzeugungen infrage zu stellen. Weitere Ansatzpunkte sind die Förderung des persönlichen Ressourcenmanagements, die Stärkung der Problemlösungsfähigkeit oder die Kultivierung und Stärkung von Beziehungen.

Gelingt die Adaption an ein stressreiches Ereignis nicht, kommt es zur Einschränkung der Selbstsorge, wodurch Abhängigkeiten entstehen. Dies gilt für den Krankheitsfall ebenso wie für den Verlust des Arbeitsplatzes. Auf Hilfe oder Unterstützung von anderen angewiesen zu sein, heißt, die Kontrolle über bestimmte Vorgänge nicht mehr nur in den eigenen Händen zu haben. Das bedeutet auch, nicht mehr oder nur teilweise für die eigenen Interessen eintreten können, z. B. wenn mit der Krankheit Bewusstseinseinschränkungen einhergehen oder die Arbeitsvermittlungsagentur verpflichtende Bewerbungen vorschreibt. Das Phänomen der Resilienz zeigt sehr deutlich, dass der Umgang mit negativen Ereignissen, darunter fallen auch die Abhängigkeit und das Nicht-eintreten-Können für die eigenen Interessen, sehr unterschiedlich sein kann und die Festlegung von Vulnerabilität alleine mit objektiven Kriterien nicht ausreichend ist.

Zustimmungsfähigkeit und potenzieller Schaden zur Bestimmung von Vulnerabilität

Samia A. Hurst unterscheidet für den Gesundheitsbereich drei Formen von Vulnerabilität. Die *consent- oder zustimmungsbasierte*, die *harm- oder schadensbasierte* und die *umfassende* Vulnerabilität. Die consent-basierte Vulnerabilität steht im Zusammenhang mit der Entscheidungsfähigkeit der betroffenen Person und findet sich vor allem im Zusammenhang mit dem Informed consent in Forschungsvorhaben. Eine informierte Einwilligung ist jedoch auch für therapeutische Behandlungen notwendig. Wenngleich diese in der Pflege nicht schriftlich erfolgt, bedarf es der Zustimmung zu den gesetzten Zielen und geplanten Interventionen. Inwiefern eine die Einwilligung betreffende Vulnerabilität vorliegt, wird traditionell mit der Feststellung der Entscheidungsfähigkeit bestimmt. Sehr allgemein umfasst das Modell der Entscheidungsfähigkeit vier Aspekte: Verstehen und Einschätzen von Informationen, Begründen der gewählten Entscheidung und die Entscheidung selbst (vgl. Charland 2015, o.S.). Nur wenn alle vier Aspekte erfüllt sind, gilt jemand als entscheidungsfähig. Dass dies von zu Pflegenden vielfach nur bedingt erfüllt werden kann, ist deutlich. Aus diesem Grund sehen erweiterte Konzepte vor, dass auch jene Personen entscheidungsfähig sind, die die Kriterien nicht zur Gänze erfüllen, aber eine Person des Vertrauens nennen können, die sie bei der Entscheidung unterstützt (vgl. Palmer/Harmell 2016, S. 532). Dem Konzept der Entscheidungsfähigkeit liegen zwei Annahmen zugrunde. Die erste Annahme ist, dass die Entscheidungsfähigkeit immer relativ zu einer bestimmten Entscheidung, zu einem bestimmten Zeitpunkt und einem bestimmten Kontext ist. So kann eine an Demenz erkrankte Person vielleicht nicht entscheiden, welches Fernsehprogramm sie sehen will, hingegen jedoch sehr deutlich entscheiden, was sie essen möchte. Die Einschätzung der Entscheidungsfähigkeit muss fallspezifisch sein und auf situationsbedingte Schwankungen der Anforderungen reagieren. Entscheidungsrelativität bedeutet also, dass die Beurteilung der mentalen Fähigkeit direkt an eine bestimmte Entscheidung für eine bestimmte Person an einem bestimmten Ort und zu einem bestimmten Zeitpunkt gebunden sein muss. Die zweite Annahme ist die Konsequenz der ersten und lautet, dass die Entscheidungsfähigkeit nicht absolut, sondern immer nur graduell festgestellt werden kann. Das Problem für die Praxis ist, dass die Bestimmung der Entscheidungsfähigkeit auf der Basis von „alles oder nichts" getroffen wird und ein „Ja-nein-Urteil" als Ergebnis hat (vgl. Charland 2015, o.S.).

Die zur Einschätzung einer consent-basierten Vulnerabilität vorgebrachten Kritikpunkte sind zum einen, dass es sich um ein rein kognitives Konzept handelt und Werte oder Emotionen nicht miteinbezogen werden. Der zweite und wesentlich grundsätzlichere Kritikpunkt ist der Aspekt der Entscheidungsfreiheit. Diese umfasst auch die Freiheit, irrationale Entscheidungen zu treffen. Ein Aspekt, der vor allem für die Bereiche der Psychiatrie oder Suchtkrankheiten von Belang ist. In der Literatur wird dazu die Unterscheidung zwischen interner und externer Rationalität getroffen, womit die Komponente der nachvollziehbaren Begründung der Entscheidung in den Vordergrund rückt (vgl. Appelbaum/Lidz/Klitzman 2009, S. 37; Charland 2015, o.S.). Zur Messung der Entscheidungsfreiheit steht eine Reihe von Instrumenten oder Assessments zur Verfügung (vgl. Lamont/Jeon/Chiarella 2013). Eine spezielle Herausforderung ist die Standardisierung vor dem Hintergrund der Kontextualität der Entscheidungssituation. Bis dato fehlt ein diagnostischer Goldstandard (vgl. Hein et al. 2015, o.S.). Für die Instrumente zur Einschätzung der Entscheidungsfähigkeit gilt daher, dass sie bei der Einschätzung hilfreich, aber nicht gleichbedeutend mit dem Ergebnis der Bewertung sind. Es bedarf der zusätzlichen Beurteilung von Expertinnen und Experten aus dem klinischen Bereich oder aus dem sozialen Umfeld, die die entscheidende Person kennen. Damit soll ein Abgleich der konkret getroffenen Entscheidung mit bekannten Werten, Präferenzen und Verhaltensweisen gemacht werden. Aus den Ausführungen wird deutlich, dass die consent-basierte Vulnerabilität, bei der die eigenen Interessen nur begrenzt vertreten werden können, nur einen kleinen Teil des Phänomens erfasst, da angenommen werden kann, dass der eingeschränkten Entscheidungsfähigkeit andere Ursachen zugrunde liegen, die möglicherweise deutlicher Auskunft über den Grad der Vulnerabilität geben können.

Die zweite Form der Vulnerabilität nach Hurst ist die harm-based oder schadensbasierte Vulnerabilität, in der der Fokus auf einen möglichen zusätzlichen Schaden gerichtet ist. Forschungsbezogen wäre dies ein zusätzlicher Schaden durch die Maßnahmen, die im Rahmen der Forschung getätigt werden, wie z. B. Nebenwirkungen bei Medikamententest mit kranken Personen. Die schadensbasierte Vulnerabilität kann aber auch in der Pflege vorkommen, z. B. wenn durch eine Pflegeintervention, wie dem regelmäßigen Positionswechsel, das Risiko eines zur Krankheit hinzukommenden Schadens, z. B. Schmerzen, Kontrakturen oder Schlafstörungen, hinzukommen. Hierzu zählt auch die psychische Vulnerabilität, die aus einem bereits bestehenden Schaden, wie einer Krankheit resultiert. Beispiele sind die Angst vor einem bleibenden Schaden, die quälende Ungewissheit über ein zukünftiges Ereignis oder den Ausgang einer medizinisch-therapeutischen Intervention. Sie können die mit einer Krankheit einhergehende Vulnerabilität erhöhen bzw. verstärken. Der Schadensvermeidung durch Pflegehandlungen wird in der Pflegepraxis durch die Anwendung verschiedener Risikoeinschätzungen und mit einem in sich konsistenten Pflegeprozess Rechnung getragen.

Die umfassende Vulnerabilität stellt eine Kombination aus der consent- und schadensbasierten Vulnerabilität dar. Sie tritt auf, wenn aufgrund einer besonderen Lebenslage wie Krankheit, neben der eingeschränkten Möglichkeit, die eigenen Interessen zu vertreten und Entscheidungen zu treffen, durch die Maßnahmen zur Problemlösung zusätzliche Belastungen entstehen können (vgl. Hurst 2008, S. 192).

Inhärente, situationsbedingte und pathogene Quellen zur Bestimmung von Vulnerabilität

Margaret Meek Lange, Wendy Rogers und Susan Dodds (2013) schlagen für eine „überdurchschnittliche" Vulnerabilität ebenfalls eine Typologie mit drei überlappenden Ausprägungen vor. Eine überdurchschnittliche Vulnerabilität definieren sie als erhöhtes Risiko für einen Schaden und ein Unrecht. Die Autorinnen unterscheiden dazu drei Quellen die *inhärente*, die *situationsbedingte* und die *pathogene*. Jede Form kann in einem von zwei Zuständen erlebt werden: als vorübergehende (sofort und gegenwärtig) oder dispositionale (latent oder im Hintergrund) Vulnerabilität. Zu den inhärenten Quellen der Vulnerabilität zählen die Körperlichkeit, die menschliche Bedürftigkeit, die Abhängigkeit von anderen sowie die affektive und soziale Natur des Menschen. Es handelt sich dabei um die allen Menschen gemeinsame Vulnerabilität. Inwieweit diese inhärenten Quellen ein Risiko für einen Schaden oder für einen Missbrauch darstellen, hängt von Alter, Gesundheit, Geschlecht und der Behinderung sowie von der Belastbarkeit, den Bewältigungsmöglichkeiten und der sozialen Unterstützung ab. Situationsbedingte Quellen von Vulnerabilität sind kontextspezifisch und umfassen die persönliche, soziale, politische, wirtschaftliche oder ökologische Situation einer Person oder einer sozialen Gruppe. Armut, Migration, diktatorische Gesellschaften, Arbeitslosigkeit, Naturkatastrophen etc. sind Beispiele davon. Das gemeinsame Merkmal ist, dass sie Abhängigkeiten schaffen, die verletzlich machen. Die pathogene Vulnerabilität ist eine Subkategorie der situationsbedingten, die aus dysfunktionalen sozialen oder persönlichen Beziehungen entsteht. Diese Beziehungen können durch Vorurteile, Vernachlässigung, Respektlosigkeit oder durch politische Situationen gekennzeichnet sein, die zu Ungerechtigkeit, Verfolgung oder politischer Gewalt führen können. Eine pathogene Vulnerabilität kann auch entstehen, wenn eine auf Schutz ausgerichtete Sozialpolitik die entgegengesetzte Wirkung hat und neue Vulnerabilitäten hervorruft. Die Autorinnen führen hierzu als Beispiel den Ausschluss von schwangeren Frauen aus der Forschung wie z. B. Medikamententest an. Während die Absicht darin besteht, die Frau und ihren Fötus zu schützen, entsteht der unbeabsichtigte Effekt, dass keine ausreichend getesteten Medikamente für Schwangere vorhanden sind. Dieser Mangel erhöht die Vulnerabilität aller schwangeren Frauen (vgl. Lange/Rogers/Dodds 2013, S. 336). Wie die jeweilige Vulnerabilität festgestellt werden kann, geht aus dem Konzept nicht hervor, ebenso wenig, ob es innerhalb der verschiedenen Typen graduelle Unterschiede gibt.

Schichten zur Bestimmung von Vulnerabilität

Florencia Luna (2009), die Typologien in Form von Labels oder Etiketten kritisch gegenübersteht, entwickelt eine „weichere" Form, die sie als Schichten (*layers*) bezeichnet. Nach ihr ist Vulnerabilität ein dynamisches und relationales Konzept, dem mit einer eindeutigen Zuordnung von Ursachen und Ausprägungen nicht gerecht zu werden ist (vgl. Luna 2009, S. 128-133). Luna geht davon aus, dass der Mensch über die anthropologische Vulnerabilität hinaus vorerst nicht „spezifisch" vulnerabel ist. Die spezifische Vulnerabilität entsteht innerhalb von Beziehungen zwischen Personen oder Gruppen und verschiedenen Lebensumständen. Als Beispiel für das Schichtenkonzept zieht sie Frauen heran. Ob Frauen vulnerabler sind als Männer, d. h. spezifisch vulnerable, hängt davon ab, in welchem Land sie leben, welches Ansehen, welche Rolle und welche Rechte sie haben und sich nehmen können, inwieweit sie des Lesens und Schreibens mächtig sind, einer Minderheit zugehören, kreativ sind usw. Manche Frauen haben mehr von diesen Schichten, andere weniger, wenige vielleicht keine. Die Ausprägung der spezifischen Vulnerabilität wird durch die Vielfalt und das Zusammentreffen der verschiedenen Schichten bestimmt. Lunas Schichtenkonzept stellt eine Kombination von verschiedenen internen und externen Faktoren dar. Demnach können Menschen in mehreren Hinsichten vulnerabel sein, treffen mehrere Faktoren zusammen, erhöht sich die Vulnerabilität. Nach Luna ist Vulnerabilität kein permanenter und kategorialer Zustand. Sie darf nicht zum Etikett werden, das jemandem unter bestimmten Bedingungen (wie etwa mangelnder Macht oder Unfähigkeit) anhaftet. Das Beispiel der unterschiedlichen Situationen von Frauen zeigt, dass Vulnerabilität auch ein nützliches Konzept sein kann, weil damit gezielte Schutzmaßnahmen möglich werden, je nach dem worin sich die Verletzlichkeit zeigt (vgl. Luna 2009, S. 131). Luna (2019) entwickelte ihr Konzept der Schichten weiter, indem sie eine Vorgangsweise, die diese Schichten von Vulnerabilität erfasst werden können, vorstellt. Der erste Schritt ist die Identifizierung von Schichten. Diese Schichten können aktuell vorhanden sein, z. B. eine kognitive Einschränkung. Sie können aber auch latent vorhanden sein und nur durch einen bestimmten Stimulus aktualisiert werden. Tritt der Stimulus nicht auf, wird auch diese Schicht von Vulnerabilität nicht aktualisiert, z. B. eine Infektion mit einem bestimmten Erreger. Ein weiterer Schritt ist die Bestimmung von sogenannten „Kaskaden-Schichten". Damit bezeichnet sie den Effekt, dass eine bestimmte Schicht einer Vulnerabilität in einem anderen Bereich Vulnerabilität erzeugt. Als Beispiel führt sie ältere Menschen an, die ihre Familien nicht belasten wollen, sich aber alleine und isoliert fühlen. Dies kann zu psychischen Belastungen bis zur Depression führen, die wiederum einen Verlust des Appetits oder der Beweglichkeit mit sich bringen, was zu Gebrechlichkeit, begleitet von einer Sturzgefahr und anderen Gesundheitsrisiken, führt. Die Bestimmung der Vulnerabilität umfasst demnach folgende drei Schritte:

1. Bestimmung der Inhalte der Schichten, d. h. verschiedene vorhandene Vulnerabilitätsschichten erfassen. Hier können bestehenden Taxonomien verwendet werden.
2. Erfassen möglicher Stimuli, d. h. Bestimmung von Auslösern von Vulnerabilitätsschichten und der Wahrscheinlichkeit, dass sie auftreten.
3. Bestimmung von Kaskaden-Vulnerabilitäten, d. h. Vulnerabilitätsschichten erfassen, die einen „Kaskadeneffekt" haben.

Im nächsten Schritt erfolgen die Bewertung und die Reihung der verschiedenen Schichten, um entsprechende Maßnahmen zum Umgang damit entwickeln zu können. Die Reihung erfolgt nach dem Ausmaß von Risiken oder möglichen Schäden. Hierbei stehen Kaskaden-Vulnerabilitäten an erster Stelle, da sie einem Dominoeffekt haben. An zweiter Stelle stehen jene Vulnerabilitätsschichten, bei denen der Schaden sehr groß ist und an dritter Stelle sehr wahrscheinliche. Die Verpflichtung für Pflegenden ist es, vulnerable Schichten einer Person oder Gruppe, entsprechend der o.a. Reihung, wenn möglich zu beseitigen bzw. diese nicht zu verstärken. Können vulnerable Schichten nicht beseitigt werden, müssen alternative Handlungsstrategien in Betracht gezogen und muss für Schutz, Sicherheit und Empowerment gesorgt werden (vgl. Luna 2019, S. 92 f.).

Die vorgestellten Typologien zeigen sehr deutlich die Komplexität der Erfassung von Vulnerabilität auf. Darin liegt möglicherweise auch der Grund für das weitgehende Fehlen von Instrumenten zur Festlegung des Grades. Das heißt aber nicht, dass die vorgestellten Typologien nicht brauchbar wären. Jedes für sich liefert einen speziellen Blick auf das Phänomen und trägt zur Sensibilisierung der Beobachtenden bei. Bei Hurst sind es die Entscheidungsfähigkeit und Schadensvermeidung, bei Lange und anderen die inhärenten, situationsbedingten und pathogenen Aspekte und bei Luna die unterschiedliche Zusammensetzung von Vulnerabilität als Schichten und deren Priorisierung. Im Pflegeprozess können vor dem Hintergrund einer personenzentrierten Pflege alle berücksichtigt werden. Aus der Tatsache, dass die Art und das Ausmaß von Vulnerabilität nicht auf einen – klinischen – Blick wie z. B. das Dekubitusrisiko erfasst werden können und dass es keine konkreten Instrumente zur Einschätzung des Vulnerabilitätsgrades gibt, resultiert, dass die Einschätzung der einzelnen Pflegeperson überlassen bleibt, woraus sich zahlreiche Herausforderungen in ethischer Hinsicht ergeben. Dies auch, weil Vulnerabilität sich nicht in den Vordergrund drängt.

4.2 Ethische Herausforderungen zur Bestimmung des Grades von Vulnerabilität

Die ethischen Herausforderungen zur Erfassung von Vulnerabilität in der Pflege können gut den drei Typologien zugeordnet werden. So gilt es im Zusammenhang mit der consent- oder zustimmungsbasierten Vulnerabilität zu hinterfragen, inwieweit Entscheidungen für andere getroffen werden bzw. werden müssen oder gar werden können. Kann nicht von einer eigenständigen Entscheidung ausgegangen werden, bestehen andere Möglichkeiten, wie die Übernahme der Entscheidung durch Angehörige, nahe Bezugspersonen oder gesetzliche Vertreterinnen oder Vertreter. Dazu stellen sich in ethischer Hinsicht mehrere Fragen. Sehr grundsätzlich ist zu klären, auf welcher Basis bzw. mit welcher Intention stellvertretend entschieden wird. Dies kann im Sinne des vermeintlichen Willens der betroffenen Person oder im Sinne, das Beste für die Betroffenen wollend sein. In beiden Fällen ist fraglich, ob der Wille bekannt ist und das vermeintlich Beste auch wirklich das Beste für die betroffene Person ist. Fest steht, dass es immer nur eine Annäherung an die wahren Wünsche oder Bedürfnisse sein kann. In der Praxis verschwimmt zudem die Grenze zwischen der autonomen Entscheidung und der Entscheidungsfähigkeit in Form einer Willensbekundung, die im Englischen mit dem Begriff *assent* bezeichnet wird. So z. B. bei kognitiv beeinträchtigten Personen, die ausreichend Fähigkeiten besitzen, für konkrete Situationen Entscheidungen zu treffen, wenngleich sie nach rechtlichen Aspekten nicht geschäftsfähig sind. Vielfach sind Pflegende dazu aufgefordert, aus Mangel an Vertretungspersonen oder weil es die Situation erfordert, stellvertretend Entscheidungen zu treffen. Dabei werden das bioethische Prinzip der Autonomie und das pflegespezifische Prinzip der Fürsorge relevant. Entscheidungen im Einzelfall werden vor dem Hintergrund allgemeiner Erkenntnisse getroffen, dies kann, wenn nach Standards gehandelt und die Besonderheit des Einzelfalls nicht erkannt wird, zu Fehlinterpretationen oder -deutungen führen. Zu allgemeinen Erkenntnissen zählen auch ethische Prinzipien, die immer einer Abwägung bedürfen, dazu sind das Verstehen der Situation und eine Deutungskompetenz Voraussetzung, Letztere ist über das kritische Denken zu entwickeln. Kritisches Denken bedeutet sehr allgemein die fundierte und aktive Interpretation und Evaluation von Beobachtungen, Kommunikationen, Informationen, Argumentationen und Schlussfolgerungen (vgl. Fisher 2007, S. 14). Dabei wird das eigene Denken hinterfragt und beurteilt, um mögliche Fehler oder individuelle Verzerrungen in der Wahrnehmung erkennen zu können bzw. um ihnen frühzeitig auf die Spur zu kommen. Im ethischen Kontext betrifft es das kritische Hinterfragen der ethischen Anforderungen und der moralischen Vorstellungen.

Die schadensbasierte Vulnerabilität ist direkt an das bioethische Prinzip der Schadensvermeidung gekoppelt. Herausfordernd ist hierbei, dass Menschen in Gesundheitseinrichtungen vielfach Schäden auch therapiebedingt zugefügt werden. Beispiele hierzu sind an Krebs erkrankte Menschen, die an den Nebenwirkungen einer Chemotherapie leiden, Menschen, die postoperativ Schmerzen haben, oder Menschen, die aufgrund multiresistenter Keime isoliert werden müssen. Vieles davon ist unvermeidlich und nicht immer gibt es eine Lösung dazu, umso mehr bedarf es des Bewusstseins, dass damit eine krankheitsbedingte Vulnerabilität verstärkt wird. Kritisch zu hinterfragen ist auch, inwieweit die Vulnerabilität durch strukturelle oder prozedurale Maßnahmen seitens der Einrichtung verstärkt wird – z. B. für Menschen, die aufgrund langer Wartelisten in Unsicherheit leben, oder hospitalisierte Kinder, die an Heimweh leiden, weil kein Platz für die Eltern im Krankenhaus ist. Wesentlich hierbei ist, dass Risiken nicht nur auf der physischen Ebene bestehen, wie z. B. eine erhöhte Infektionsgefahr, sondern auch auf der psychischen und sozialen. Die Wahrung der Privat- und Intimsphäre ist hierzu ein Beispiel, die Besuchszeit ein weiteres.

Aus der Typologie von Meek et al. ergibt sich im Zusammenhang mit der inhärenten und situationsbedingten Vulnerabilität die ethische Herausforderung, die Abhängigkeiten nicht zu vergrößern und zu pathogenen Formen auswachsen zu lassen. Dies entspricht weitgehend der Schadensvermeidung von Hurst. Die situationsbedingte Vulnerabilität betreffend, sind vor allem der

Kontext der Gesundheits- und Pflegeeinrichtungen hervorzuheben. Etikettierung, Stigmatisierung, mangelnder Respekt der Autonomie sind Beispiele, die sogenannten totalen Institutionen zugeschrieben werden. Das Problem liegt dabei nicht alleine in der einzelnen Gesundheitseinrichtung, sondern generell in der Art und Weise, wie Institutionen wirken. Hierzu ein Zitat aus Ervin Goffmans Werk „Asyle“:

1. „Alle Angelegenheiten des Lebens finden an ein und derselben Stelle, unter ein und derselben Autorität statt.
2. Die Mitglieder der Institution führen alle Phasen ihrer täglichen Arbeit in unmittelbarer Gesellschaft einer großen Gruppe von Schicksalsgenossen aus, wobei allen die gleiche Behandlung zuteil wird und alle die gleiche Tätigkeit gemeinsam verrichten müssen.
3. Alle Phasen des Arbeitstages sind exakt geplant, eine geht zu einem vorher bestimmten Zeitpunkt in die nächste über, und die ganze Folge der Tätigkeiten wird von oben durch ein System expliziter formaler Regeln und durch einen Stab von Funktionären vorgeschrieben.
4. Die verschiedenen erzwungenen Tätigkeiten werden in einem einzigen rationalen Plan vereinigt, der angeblich dazu dient, die offiziellen Ziele der Institution zu erreichen.“ (vgl. Goffman 1973, S. 15 f.)

Auch wenn die Beschreibung von Ervin Goffman etwas übertrieben und nicht mehr zeitgemäß klingen mag, finden sich diese Bedingungen ansatzweise in allen Gesundheitseinrichtungen. Um den Arbeitsaufwand mit den gegebenen Ressourcen bewältigen zu können, kommt es zu einer Normierung und Vereinheitlichung individueller Bedürfnisse und zu einer Nichtbeachtung der persönlichen Rhythmen oder Tempi. Während es sich beim Krankenhaus um zeitlich begrenzte Aufenthalte handelt, wird dies in Langzeitpflegeeinrichtungen zum Alltag. Es besteht die Gefahr einer Entpersonalisierung, d. h. dass die Person nicht mehr als Person, sondern als Arbeitsgegenstand wahrgenommen wird. In dieser Hinsicht ist ein Großteil der Bewohnerinnen und Bewohner einer Einrichtung nicht nur aufgrund ihrer altersbedingten Gebrechlichkeit oder Multimorbidität als vulnerabel und schutzbedürftig zu bezeichnen, sondern auch im Hinblick auf die erhöhte Wahrscheinlichkeit, einen zusätzlichen oder größeren Schaden durch die Institution zu erleiden. Eine vielleicht anfänglich nur zeitlich begrenzte Vulnerabilität kann so zu einer pathogenen und verinnerlicht zu einer dispositionalen werden.

Die Typologie der Schichten von Luna fordert zu einem differenzeierten Blick auf das Zusammentreffen interner und externer vulnerabilitätserzeugenden bzw. -verstärkenden Faktoren. Luna betont, dass die detaillierte Erfassung von Vulnerabilitätsschichten und der Priorisierung differenzierte Möglichkeiten des Schutzes zulassen, die auch zeitlich begrenzt sein können. Damit wird der Fremdbestimmung und somit einer Etikettierung und Stigmatisierung vorgebeugt. Pflegende sind aufgefordert, die Schichten individuell und situationsspezifisch und nicht gruppenspezifisch und allgemein zu erfassen. So können Menschen z. B. beim Einzug in ein Pflegeheim besonders vulnerabel sein, was jedoch nicht bedeutet, dass sie das immer und in allen Facetten ihres weiteren Lebens in der Einrichtung sind. Die ethische Herausforderung hierbei ist, Individualität in einer normierten Umgebung zu verwirklichen.

4.3 Die Entwicklung moralischer Handlungskompetenz zur Bestimmung des Grades von Vulnerabilität

Auch wenn keine der vorgestellten Typologien auf ein konkretes Instrument zur Einschätzung der Vulnerabilität verweist, finden sich in der Pflege Möglichkeiten und Instrumentarien, die den Blick auf verursachende Faktoren von Vulnerabilität schärfen und die moralische Handlungskompetenz fördern. Eine wesentliche Voraussetzung dafür ist, dass das Konzept Vulnerabilität in der Praxis integriert ist und der Anamnese ein verstehender Zugang zugrunde liegt. Um Vulnerabilität erfassen zu können, sind demnach zwei Aspekte von Bedeutung: das Wissen um verursachende und verstärkende Faktoren von Vulnerabilität und die Bereitschaft und Möglichkeit, diese zu erfassen.

Ein verstehender Zugang

Ein verstehender Zugang bedeutet, dass die Situation nicht nur aus der Perspektive der pflegefachlichen Relevanz, die vor allem die Schadensvermeidung im Blick hat, sondern auch aus der Perspektive der zu Pflegenden verstanden wird. Ausgangspunkt des verstehenden Zugangs ist das Vorverständnis, das geprägt ist durch ein an die Lebenswelt gebundenes Erleben, durch Erfahrungen, durch Normen und Werte sowie Wissen, das mehr oder weniger wissenschaftlich fundiert ist. Soll Vulnerabilität ein im Pflegealltag erfasstes Phänomen sein, muss dieses im Vorverständnis verankert werden. Das Konzept muss nicht nur verstanden, sondern eine fachliche Norm darstellen. Vulnerabilität manifestiert sich im Erleben von physischen oder psychosozialen Empfindungen, die im Zusammenhang mit Gesundheits- und Krankheitsphänomenen auftreten und Abhängigkeiten erzeugen. Pflegende sind dabei nicht mit dem Erleben selbst konfrontiert, sondern mit dem was zu Pflegende zeigen bzw. zeigen wollen oder können. Auch die zu Pflegenden bewerten das Erlebte vor dem Hintergrund ihres Vorverständnisses, versehen es mit Bedeutung und machen es mittels Sprache für andere zugänglich (vgl. Schrems 2018, S. 25-28). Im verstehenden Zugang interpretieren

Pflegende diese individuellen Bedeutungen von zu Pflegenden vor dem Hintergrund pflegefachlich relevanter Aspekte. Die Interpretation kommt einer Vermittlung zwischen den beiden Perspektiven gleich und erfolgt in Form einer Auslegung, mit dem Ziel, etwas als etwas zu verstehen. D.h. die Ungeduld, die Unruhe und Unsicherheit als Sorge oder Existenzangst oder das herausfordernde Verhalten als Bedürfnisäußerung. Verstehen vollzieht sich hierbei auf zwei Ebenen: Das einfache Verstehen bezieht sich auf beobachtbare Merkmale und Äußerungen – z. B. dass eine Person ständig auf und ab geht. Das höhere Verstehen nimmt Bezug auf die Bedeutung oder den dahinter liegenden Sinn eines Phänomens für die Erlebenden selbst – z. B. dass die Person durch die Bewegung ihre Unruhe versucht in den Griff zu bekommen. Letzteres ist nicht direkt beobachtbar, es muss erschlossen werden. Dies wiederum kann kommunikativ oder stellvertretend deutend erfolgen. Die Pflegenden nehmen hier eine vermittelnde Rolle ein, dabei stellen fertige Standards oder Handlungsanweisungen nur eine von mehreren Grundlagen dar. Es ist die Pflegeperson, die im individuellen Fall entscheidet, sich mit den zu Pflegenden abstimmt und handelt. Die moralische Handlungskompetenz zeigt sich im Ergebnis, in dem dieser Prozess in einem „Ein-Verständnis" resultiert – z. B. in der Anerkennung der Sorge und Maßnahmen, diese zu lindern, auch wenn nur das Sprechen darüber möglich ist.

Eine fundierte Anamnese

Für eine fundierte Anamnese kann das Modell der biopsychosozialen Anamnese, wie es Claus Buddeberg (2006) für die Medizin vorschlägt, herangezogen werden. Im Rahmen der Anamnese werden die Entstehungs- oder Vorgeschichte einer Krankheit, beeinflussende Aspekte im soziokulturellen Umfeld sowie Aspekte der Alltagsbewältigung erfasst. Die biopsychosoziale Anamnese beinhaltet sieben zentrale Dimensionen (vgl. Buddeberg 2006, S. 455), die im Folgenden auf pflegespezifische Aspekte (Abb. 5) angepasst werden.

1. *Erleben* als zentraler Aspekt der Anamnese umfasst Beschwerden und Probleme in der Wahrnehmung eines oder mehrerer Phänomene vor dem Hintergrund des subjektiven Krankheitskonzepts der Person.
2. Konkretisierung der *Probleme und Beschwerden im Hinblick auf die Alltagsbewältigung* bezieht sich auf Aspekte der Körperpflege, der Mobilität, der Selbstversorgung, aber auch auf Ängste, Ungewissheit, Nervosität etc.
3. *Erfahrungen* mit ähnlichen Situationen und Problemen bzw. Einrichtungen betreffen frühere Krankheitserfahrungen bzw. Erfahrungen mit Einrichtungen des Gesundheitswesens, aber auch Erfahrungen zur Wirkung von Problemlösungen.

4. *Familienanamnese* beinhaltet Gesundheit und Krankheit von Angehörigen sowie familiäre Beziehungen untereinander.
5. *Biografische Informationen* umfassen die Kindheit, die Jugend, das Erwachsenenleben sowie Vorlieben, Gewohnheiten, Routinen, Grundeinstellungen zum Leben und zur Bewältigung von Krisen.
6. Mit der *Sozialen Anamnese* werden Sozialdaten und Informationen zu aktuellen und zu früheren Lebensumständen, wie Alter, Geschlecht, Familienstand, Ausbildung, Beruf, soziales Umfeld, Freunde, Familie, soziale Netzwerke, erfasst.
7. *Physische und psychische Konstitution* nimmt Bezug auf allgemeine und krankheitsbezogene physische Daten wie Gewicht, Körpergröße, Körperbewegung, Ernährung, Ausscheidung, Schmerzen (vgl. Schrems 2019, S. 113).

5. Biografische Informationen
Kindheit, Jugend, Kritische Ereignisse
4. Familien-anamnese
Beziehungen Gesundheit/ Krankheit der Angehörigen
6. Soziale Anamnese
aktuelle und frühere Lebens-umstände
1. Erleben
Beschwerden u. Probleme in der Selbstdarstellung von zu Pflegenden, subjektives Krankheitskonzept
3. Erfahrungen
mit ähnlichen Situationen, Problemen, Einrichtungen
7. Physische und psychische Konstitution
2. Konkretisierung der Probleme und Beschwerden
im Hinblick auf die Alltagsbewältigung

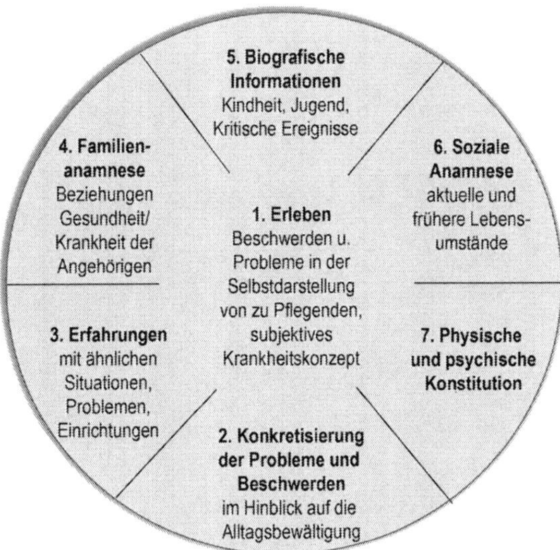

Abb. 5: Aspekte der biopsychosozialen Anamnese (nach Buddeberg 2006, S. 455)

Die Teilaspekte der biopsychosozialen Anamnese sollen nach einem offenen Einstieg in das Gespräch differenziert nach dem zeitlichen Auftreten, der Art und Intensität, der Lokalisation und Ausstrahlung, nach allfälligen Begleitsymptomen, nach Umständen, unter denen das Symptom auftritt, nach Krankheitsverhalten und -auswirkung, nach Faktoren, die das Symptom intensivieren oder lindern, sowie nach dem subjektiven Krankheitskonzept erfasst werden (vgl. Buddeberg 2006, S. 456). Dabei geht es im ersten Schritt nicht um ein Abfragen, sondern um ein Einordnen dessen, was die zu Pflegenden mit ihrer Geschichte mitteilen, in die einzelnen Aspekte. Fehlende und differenzierte Informationen werden dann mit Nachfragen eingeholt. Eine solch umfassende und offene Anamnese bietet die Möglichkeit, Vulnerabilität auf der physischen, der psychischen und der sozialen Ebene zu erfassen. Dabei stellt das Erleben eine übergeordnete Dimension dar.

Die Zusammenführung von Biografie und Pathografie

Der allgemeinen Definition von Vulnerabilität folgend geht es einerseits um die Unfähigkeit, sich vor internen und externen Bedrohungen zu schützen und für die eigenen Interessen einzutreten, und andererseits um eine bestimmte Art des Erlebens dieser Situation. Im pflegerischen Kontext stehen die Krankheit und der Pflegebedarf als verursachende Faktoren im Vordergrund. Da aber die Krankengeschichte eng mit der Lebensgeschichte von Menschen verbunden ist, ist das Erleben von Krankheit vor dem Hintergrund der Lebenswelt zu erfassen. Dazu kann die Biografiearbeit herangezogen werden, die jedoch im Kontext der Pflege nur Sinn macht, wenn sie mit der Pathografie, der Krankheitsbiografie ergänzt bzw. verbunden wird. Die traditionelle Krankengeschichte besteht in der Regel aus unpersönlichen medizinischen Aussagen zu Symptomen, Testergebnissen und Reaktionen auf die Behandlung. Die Pathographie ist eine erweiterte individuelle Erzählung, die Krankheit und Behandlung in Beziehung zum Leben des Erzählenden setzt und sie mit dem Sinn dieses Lebens verbindet. Pathographien liefern die Geschichte der Krankheit aus der Perspektive des Individuums (vgl. Hawkins 1999, S. 171). Zwischen dem Leben allgemein und der Krankheit kann keine klare Grenze gezogen werden, so dass Biografiearbeit mit kranken Menschen als Bio-/Pathografiearbeit bezeichnet werden kann. Bio-/Pathografien können mittels Fallgeschichten erschlossen werden, d. h. in einem reflexiven Umgang mit der Lebens- und Krankengeschichte. Dabei stellt die Biografie als identitätsstiftende Beschreibung des Lebens den Interpretationshintergrund für das aktuelle Krankheitsgeschehen dar (vgl. Schrems 2019, S. 124). Das Wissen um das Krankheitserleben und um subjektive Krankheitskonzepte schafft Zugang zur Person und unterstützt in der Deutung von bestimmten Verhaltensweisen. Pflege bedeutet Alltagsbewältigung im Falle von Krankheit, Alter oder Gebrechlichkeit. Dabei stehen, wie dies in der klassischen Definition von Pflegediagnosen formuliert wird, die Reaktionen dieser Personen im Zentrum. Wie z. B. die Ungeduld einer kranken Mutter, deren Kinder unversorgt sind, die Unruhe einer verunfallten Unternehmerin, die nicht einfach in den Krankenstand gehen kann oder die Unsicherheit einer familiär belasteten herzkranken Person.

Die Erfassung von Stresssituationen

Menschen, die sich in Gesundheitseinrichtungen begeben, sind Risiken ausgesetzt, die ihren Gesundheitszustand verschlechtern können. Was die physische Vulnerabilität betrifft, im Sinne der schadensbasieren Vulnerabilität, können hierzu alle Assessmentinstrumente zur Feststellung von Risiken, wie Sturz, Schmerz, Ernährung, Kontinenz und dergl., herangezogen werden. Im Hinblick auf die psychische Vulnerabilität kann das vom National Comprehensive Cancer Network (NCCN) für krebskranke Menschen entwickelte und mehrfach wissenschaftlich getestete Belastungsthermometer (im Original „Disstress Thermometer") verwendet werden, das zwar nicht Vulnerabilität als solches misst, jedoch Hinweise auf Aspekte der Verletzlichkeit liefert. Es handelt sich dabei um ein Instrument zur Selbsteinschätzung, mit dem zu Pflegende in kurzer Zeit die aktuelle Belastung auf einer Skala in Form eines Thermometers von 0 bis 10 (gar nicht bis extrem) einschätzen. Dabei werden Belastungen als „[…] ein breites Spektrum von unangenehmen emotionalen Erfahrungen psychischer, sozialer und spiritueller Art […]" (Mehnert et al. 2006, S. 463) definiert. Dem folgt die Einschätzung von Belastungen in den Bereichen praktische Probleme, familiäre Probleme, emotionale Probleme und spirituelle/religiöse Probleme sowie zu einer Reihe von körperlichen Symptomen. Auch wenn das Instrument für den onkologischen Bereich entwickelt wurde, lässt es sich als Selbstevaluation gut in anderen Bereichen einsetzen. Damit können interne und externe Faktoren einer möglichen Vulnerabilität festgemacht und auch erfasst werden. Die Ergebnisse können als Gesprächseinstieg genutzt werden, und sie können die Aspekte der biopsychosozialen Anamnese vertiefen und so die spezifische Verletzlichkeit erfassen (vgl. Götz et al. 2017, S. 290).

5 Offenheit im Dialog

Soll die Vulnerabilität des Gegenübers erfasst und zwischen den individuellen Bedürfnissen der Betroffenen und den fachlichen Erfordernissen von Seiten der Pflege vermittelt werden, bedarf es des Austausches bzw. eines offenen Dialogs. Um die subjektive Sicht der Erlebenden verstehen zu können, muss ihnen die Möglichkeit zur freien Erzählung darüber gegeben werden, was sie im Moment der Begegnung am meisten beschäftigt. Das Mittel des pflegerischen Dialogs sind Geschichten, eingebunden in die pflegerische Interaktion der Anamnese. Für die humanistische Pflegepraxis haben Geschichten einen zentralen Stellenwert, wenngleich theoretische Überlegungen zum Dialog im Hinblick auf dessen Beitrag zu einer fundierten Anamnese bisher weniger Beachtung fanden. Theoretische Grundlagen zur dialogischen Interaktion finden sich in der dialogischen Philosophie mit zwei prominenten Vertretern, Martin Buber und Mikhail Bakhtin. Der dialogische Erzählansatz wurde erstmals von Mikhail Bakhtin beschrieben. Aufbauend auf Martin Bubers klassischer Arbeit „Ich und Du" (vgl. Buber 1997), in der der Unterschied zwischen Monolog und Dialog in der Erfahrung des anderen festgemacht wird, interessierte Bakhtin, was zwischen Gesprächspartnerinnen und -partnern geschieht. Sein Ausgangspunkt ist, dass Leben bedeutet, in einen Dialog eingebunden zu sein, mit den Elementen fragen, hören, antworten und übereinstimmen. In der dialogischen Interaktion erfolgt ein ständiger und kontinuierlicher Austausch und wechselseitiger Einfluss in der Bedeutungsfindung. Verstehen entsteht, weil sozusagen das Bewusstsein von zwei Menschen interagiert. Nach Bakhtin wird alles Wesentliche im Dialog von Angesicht zu Angesicht gelöst, im Austausch findet eine Annäherung statt (vgl. Friedman 2001).

Eine offene Pflegeanamnese ermöglicht diese Annäherung an das Denken und Fühlen der zu Pflegenden und gibt Auskunft darüber, was zur konkreten Situation bekannt ist, welches Wissen vorhanden und welches vermittelt werden muss. Ausgetauscht wird die spezielle Art der Expertise von Pflegenden und zu Pflegenden, die es im Pflegeprozess zu vereinen gilt. Dazu ist keine zusätzliche Zeit nötig, es bedarf nur einer Erzählaufforderung. Geschichten bringen das, was die Personen beschäftigt, in einen logischen und für die erzählende Person bedeutsamen Zusammenhang, der mit einer standardisierten Befragung und einer von außen vorgegebenen Reihenfolge nicht erfasst werden kann. Die Geschichte schafft so auch Zugang zu subjektiven Erklärungsmodellen im Hinblick auf mögliche Ursachen, Auslöser des konkreten Problems oder auf Praktiken der Selbstbehandlung und liefert somit einen Beitrag zum Verstehen. Ethisch relevant ist hierbei, dass Offenheit Verletzlichkeit erzeugen bzw. eine vorhandene verstärken kann.

Dem folgenden Abschnitt ist eine der dialogischen Philosophie entnommene Definition von Dialog vorangestellt:

> „Der D. (Dialog) ist demnach eine zwischenmenschliche Beziehung ausgezeichneter Qualität, die durch Anerkennung des Andern (Du) als Person, Verzicht auf Instrumentalisierung, Ernstnehmen der Freiheit des Anderen ausgezeichnet ist.“ (Mittelstraß 2004a, S. 472)

Der oder die Andere können im Fall der Pflege die Betroffenen selbst oder Angehörige bzw. Bezugspersonen, aber auch die Pflegenden sein. Die Anforderungen an den Dialog als eine qualitätsvolle zwischenmenschliche Beziehung korrespondieren mit dem Aspekt der Wahrnehmung und Anerkennung der Andersheit der Anderen als Personen, wie dies im dritten Kapitel umfassend behandelt wurde. Hinzu kommen der Verzicht auf Instrumentalisierung und das Ernstnehmen der Freiheit bzw. der Autonomie des Anderen.

Der Verzicht auf Instrumentalisierung

Instrumentalisierung bedeutet sehr allgemein, jemanden oder etwas bewusst als Mittel (Werkzeug) zum Zweck einzusetzen. Während dies in der „Dingwelt“ eine sinnhafte Handlung ist, stellt es im sozialen Zusammenhang die Verletzung einer moralischen Norm dar. Immanuel Kant hat vor mehr als 200 Jahren festgehalten, dass der Mensch nie nur Mittel zum Zweck sein darf.

> „Nun sage ich: der Mensch, und überhaupt jedes vernünftige Wesen, **existiert** als Zweck an sich selbst, **nicht bloß als Mittel** zum beliebigen Gebrauch für diesen oder jenen Willen, sondern muß in allen seinen, sowohl auf sich selbst, als auch auf andere vernünftige Wesen gerichteten Handlungen jederzeit **zugleich als Zweck** betrachtet werden.“ (Kant 2004 [1785], S. 43)

Wichtig in Kants Aussage ist, dass jemand eine Person nicht *ausschließlich* als Mittel behandeln oder benutzen darf. Wird z. B. das eigene Ziel mit allen Mittel und ohne Rücksicht auf das Wohlbefinden und moralische Ansprüche von anderen verfolgt, sind diese alleinig Mittel zum Zweck (vgl. Kerstein 2019, o. S.). Und nur dann wird das Gebot zum Verzicht auf Instrumentalisierung wirksam. Im Zusammenhang mit dem offenen Dialog würde dies bedeuten, dass jede von Pflegenden gesetzte Maßnahme auch den zu Pflegenden dienen bzw. für diese einen Zweck haben soll. Wird z. B. ein Gespräch geführt, um den Anforderungen der Einrichtung oder externen Qualitätskontrollen gerecht zu werden, und nicht, um einen Austauschprozess mit der anderen Person in Gang zu setzen, kann von einer Instrumentalisierung gesprochen werden. Der Aspekt der Instrumentalisierung findet sich kaum im pflegespezifischen Kontext thematisiert und wenn, dann nicht nur als moralisch verwerfliches Handeln, wie dies in einer Studie von Kirsten Beedholm und anderen (2014) entnommen werden kann. Die Methode der Studie ist die Diskursanalyse, der eine allgemeine Definition zugrunde liegt als das Interesse an der Erforschung der Sprache im Gebrauch, geleitet von der Annahme, dass die Sprache eine wichtige Rolle in der Konstitution der Realität spielt. Die Ergebnisse zeigen, dass der Pflegediskurs im 20. Jahrhundert von Normierung und Instrumentalisierung geprägt ist, wobei die Autorinnen hierzu kein moralisches Urteil im Sinne von Kant fällen. Dennoch soll gezeigt werden, dass das Zusammenwirken dieser beiden Mechanismen ethische Implikationen enthält. Normierung und Instrumentalisierung sind eng miteinander verwoben. Normierung, im Sinne von etwas zu einer Norm oder allgemeinen Regel machen bzw. etwas vorschreiben, kann in gewisser Weise eine Vorstufe der Instrumentalisierung sein – z. B. wenn ein Gespräch das Mittel zum Zweck der Normerfüllung ist. Der Mensch, mit dem es geführt wird, wird instrumentalisiert, weil ohne ihn diese Norm nicht erfüllt werden kann. Den Merkmalen eines Dialogs folgend ist ein Dialog jedoch nicht Mittel zum Zweck, sondern der Zweck an sich.

Die Diskursanalyse von Beedholm et al. (2014) ergibt, dass sich in der ersten Hälfte des 20. Jahrhunderts in den Lehrbüchern vorrangig die erzieherische Funktion der Pflege und Angaben zum Verhalten und zur Arbeitsweise der Pflegenden finden. Sie sollen freundlich sein, klar, deutlich und leise sprechen und organisiert und fokussiert handeln. In der zweiten Hälfte des 20. Jahrhunderts weitet sich die Normierung auch auf die Werte und Sichtweisen der Pflegenden aus, getragen vom Gedanken der Fürsorge. Gegen Ende des 20. Jahrhunderts wird die auf Personen gerichtete Normierung gelockert, indem sie sich weniger auf Verhaltensanweisungen bezieht, sondern mehr auf die Bedeutung der richtigen Konzepte und konzeptionellen Rahmenbedingungen. Im Weiteren findet sich die Notwendigkeit der Reflexion, um sich der unbewussten Werte im Zusammenhang mit Gesundheit, Krankheit und Pflegezielen bewusst zu werden. Mit Einzug der Forschung in die Lehrbücher und Zeitschriften verlagerte sich die Normierung ein weiteres Mal auf die Bedeutung von korrektem Wissen, auf den wissenschaftlichen Ansatz und auf erkenntnistheoretische Positionen (vgl. Beedholm/Lomborg/Frederiksen 2014, S. 116). Der Pflegediskurs, so die Autorinnen in der Zusammenfassung, wird im Laufe des 20. Jahrhunderts in hohem Maße von mit berufsspezifischen Werten und Ideologien verbundenen Anforderungen wie Altruismus, soziale Verantwortung und professionelles Urteilsvermögen geprägt. Insgesamt zeichnet sich der Sozialisationsprozess in der Pflege durch eine starke Normierung aus.

Den Mechanismus der Instrumentalisierung in der Pflege machen die

Autorinnen daran fest, dass die mehr oder weniger ausgesprochene Anforderung besteht, dass jede Theorie, jedes Modell oder Konzept in ein Handlungsinstrument übersetzt werden muss. Sie finden in den Lehrbüchern der Pflege zu Beginn des 20. Jahrhunderts eine instrumentelle Pflege im Sinne des Handwerks, bei der die heute als zwischenmenschliche Dimensionen verstandenen Eigenschaften der Pflege, wie sich zu kümmern, beruhigend zu sprechen und Respekt zu zeigen, als allgemeine Werte angesehen werden. Die Eigenschaften waren nicht konzeptuell verankert, es wurde damit kein Ziel verfolgt. Ab Mitte des 20. Jahrhunderts ändert sich dies dahingehend, dass für Pflegende das Kennenlernen von zu Pflegenden und das Herstellen von Vertrauen zum Instrument der Beurteilung des Zustandes wird. Die Beziehung zu den zu Pflegenden wird in den Mittelpunkt gerückt, aber nicht als Ziel, sondern als Instrument, dabei wird die Kommunikation zur Intervention. Mit der Etablierung der Pflegewissenschaft kommt es zu einer weiteren Stärkung der Instrumentalisierung durch die Rezeption von Konzepten, abgeleitet von etablierten wissenschaftlichen und philosophischen Traditionen. Übernommen wurde, was für die Pflege als handlungsrelevant übersetzt werden konnte. Die vorherrschende Idee ist, dass der Wert von Wissen davon abhängt, inwieweit es zur Verbesserung der Praxis eingesetzt werden kann (vgl. Beedholm/Lomborg/Frederiksen 2014, S. 116 f.). Der Diskurs in der Pflege des 20. Jahrhundert ist strukturell durch Forderungen nach Lösungen geprägt, die zur Verbesserung der Praxis von Einzelpersonen oder Gruppen führen. Dies gilt letztendlich auch für die professionelle Pflegebeziehung. Ist dies der letztendliche Zweck pflegerischer Entwicklungen, kann der Instrumentalisierung durchaus Positives abgewonnen werden. Ein Verzicht auf Instrumentalisierung ist jedoch dann angebracht, wenn dieser Zweck aus dem Blick gerät und Normerfüllung das Handeln bestimmt.

Ernstnehmen der Freiheit des Anderen

Im Rahmen des Pflegeprozesses beginnt der Dialog mit der Anamnese. Ein offener Dialog bedeutet, dass es den Beteiligten freisteht, zu sprechen, dass sie die Themen wechselseitig mit-/bestimmen und auch aus dem Dialog aussteigen können. Das Ernstnehmen der Freiheit des Anderen ist mit dem Respekt vor der Person und der Autonomie in den bioethischen Prinzipien verankert. Die Freiheit des oder der Anderen ernst zu nehmen und die Autonomie zu respektieren, erfordert die Kenntnis der Konzepte. Freiheit bedeutet sehr allgemein, ohne äußeren oder inneren Zwang selbstbestimmt handeln zu können. Was mit Autonomie von Personen gemeint ist, fällt je nach philosophischer Denkrichtung jedoch sehr unterschiedlich aus. Vor dem Hintergrund utilitaristischer (zweck- oder nutzenorientierter) Ansätze bedeutet Autonomie

Handlungsfreiheit, deren Grenze im potenziellen Schaden von anderen liegt. In der Kant'schen Pflichtenethik hingegen ist ein autonomes Wesen in der Lage, das eigene Handeln durch die Selbstauferlegung moralischer Verpflichtungen zu bestimmen. Autonomie ist die Selbstbestimmung des Willens und die Freiheit, sich selbst ein Gesetz zu sein. Freiheit und Autonomie werden oft gleichbedeutend verwendet, unterscheiden sich aber darin, dass der Autonomie Grenzen der Freiheit gesetzt sind, entweder selbst gegeben oder durch andere auferlegt. Eine autonome Person ist sich selbst ihrer Moralität bewusst und handelt danach. Es ist eine autonome Entscheidung, dem eigenen Gesetz zu gehorchen und nach Korsgaard die Art und Weise, die persönliche und moralische Integrität zu wahren (vgl. Korsgaard 1996, S. 103). Die Grenzen und daher auch die Freiheit des Handelns und der Autonomie liegen damit auch in der Person selbst. Das Bewusstsein autonomer Personen ist identitätsbildend und mit der persönlichen Integrität verbunden. Das heißt, eine Handlung wird gesetzt, um sich selbst treu zu bleiben bzw. dem eigenen moralischen Anspruch gerecht zu werden. Diese Selbstgesetzgebung ist kontextbezogen und für die Bindungskraft bestimmter Normen, die die Freiheit begrenzen, verantwortlich. Sie kann streng sein, z. B. die Fragen besorgter Angehöriger einer Bewohnerin geduldig zu beantworten, obwohl gerade viel anderes zu tun wäre. Sie kann aber auch freier sein, z. B. die Fragen der Nachbarin abzuwiegeln, weil dahinter Neugier vermutet wird.

Freiheit, Autonomie und Vulnerabilität stehen in einem engen Zusammenhang. So hängt die Wahrung der Autonomie vielfach von zwischenmenschlichen Beziehungen ab, in denen die gegenseitige Verletzlichkeit eine entscheidende Rolle spielt – z. B. wenn sich jemand Zeit für die Sorgen von Angehörigen nimmt, obwohl zu erledigende Arbeit liegen bleibt oder Kolleginnen Unverständnis darüber zeigen. Ein anderes Beispiel ist der Beratungsprozess, in der die zu beratende Person offen sein muss, den eigenen Standpunkt vorerst in den Hintergrund zu stellen, wenn sie z. B. eine gegebene Situation verändern möchte. Mit der Offenheit gegenüber den Standpunkten anderer wird ein Teil der Autonomie abgegeben und Vulnerabilität erzeugt. Dies geschieht im Wesentlichen auf freiwilliger Basis. Die Wahrung der Autonomie ist daher nicht immer ein Mittel zur Verringerung der Vulnerabilität, zumindest nicht in allen Belangen (vgl. Anderson 2014, S. 148).

Nun gibt es entwicklungs- und krankheitsbedingt Menschen, für die nicht festgestellt werden kann, inwiefern sie sich ihrer Moralität bewusst sind, wie z. B. Säuglinge, Menschen in einem Koma, in einem andauernd vegetativen Zustand oder in einem fortgeschrittenen Stadium von Demenz. Es ist nicht erkennbar bzw. sind die Grenzen undeutlich, wie sich das moralische Bewusstsein dieser Menschen darstellt. Es verbindet sie das gemeinsame Merkmal, dass sie sich in einer Situation befinden, in der sie nicht oder nur bedingt rational entscheiden bzw. ihre Interessen vertreten können. Sie sind vulnerabel. Daraus könnte sehr einfach geschlossen werden, dass, wenn keine Autonomie vorhanden ist, diese auch nicht respektiert werden kann. Doch so einfach ist die Sache nicht. Z.B. ist Kindern oder kognitiv eingeschränkten Menschen so weit Handlungsfreiheit zu gewähren, soweit sie sich nicht selbst gefährden bzw. die Freiheit anderer einschränken. Anders ist dies bei bewusstlosen oder bewusstseinsmäßig stark eingeschränkten Menschen. Dieser Gruppe von Menschen wird eine besondere Vulnerabilität aufgrund der fehlenden Autonomie zugeschrieben. Der betroffenen Person wird nicht durch die Zuerkennung der Freiheit Respekt gezollt, sondern durch die Zuerkennung der Schutzbedürftigkeit wird deren Integrität gewahrt. Da jedoch diese Menschen die Merkmale der Integrität wie Privatheit und ein Verständnis zum eigenen Leben und zur eigenen Krankheit nicht mitteilen oder zeigen können, sind um dies herauszufinden, in einem ersten Schritt andere Quellen heranzuziehen. Nur wenn diese nicht vorhanden sind, obliegt es je nach Thema der Pflegenden bzw. einem interdisziplinären Team, für den oder die Andere zu entschieden. Offenheit im Dialog kennt also mehr Stufen, bevor diese der Fremdbestimmung geopfert wird.

Die Geschichte als Zugang zum Leben Anderer

Geschichten über Gesundheit und Krankheit sind die Basis für eine professionelle Pflegebeziehung. Geschichten von Kranken stellen für die zu Pflegenden eine Möglichkeit dar, ihre Erfahrungen mit der Identitätskrise, die entsteht, wenn eine Krankheit das Leben unterbricht, mitzuteilen und ihnen dadurch eine Bedeutung zuzuschreiben bzw. eine neue Interpretation vorzunehmen (vgl. Baena 2017, S. 177). Dabei spielt die Logik der Erzählung eine wesentliche Rolle, weil hierbei die Zusammenhänge von Gefühlen, Ereignissen und Handlungen von den Erlebenden selbst hergestellt und Bedeutungszuschreibungen vorgenommen werden (vgl. Schrems 2018, S. 86). Die Geschichten, die zu Pflegende erzählen, werden angehört, interpretiert und durch eine geeignete Pflege verändert. In der Erzählung wird das Erleben rückwirkend betrachtet, woraus sich Erkenntnisse für die Zukunft gewinnen lassen, wie z. B. Strategien der mehr oder weniger erfolgreichen Bewältigung von krisenhaften Ereignissen oder zur Bedeutung von bestimmten Phänomenen. Daraus lassen sich Möglichkeiten der Adaption in vulnerablen Situationen besser erfassen als durch standardisierte Fragenkataloge. Das narrativ entwickelte Wissen steht daher im Mittelpunkt personenzentrierter Ansätze. Geschichten unterstreichen diesen Ansatz, indem sie das Erleben und die Erfahrungen von zu Pflegenden und deren Familien und deren Sichtweisen zur Lebensqualität explizit in gemeinsame Entscheidungen einfließen lassen (vgl. Sheilds 2016, S. 711).

Theoretische Grundlagen zum Geschichtenerzählen bzw. zum Storytelling finden sich in der Theorie des narrativen Paradigmas von Walter Fisher (1984) und in der Theorie mittlerer Reichweite von Smith und Liehr (2014). Fishers narratives Paradigma hat als Ausgangspunkt die erzählende Natur von Menschen. Menschen sind Geschichtenerzähler, d. h. sie leben in einer Welt voller Geschichten. Als Geschichte wird eine verbale und nonverbale Interpretation von Lebensereignissen verstanden, die logisch angeordnet ist, um eine Bedeutung zu erzeugen. Geschichten werden jemandem erzählt, diese Kommunikation findet zwischen einer erzählenden und einer zuhörenden Person statt. Wenn Menschen die Geschichte eines anderen hören, finden sie Zugang zu dessen Welt und können diese verstehen, z. B. was es heißt, mit einer chronischen Krankheit zu leben. Zuhörende bewerten diese Geschichten vor dem Hintergrund der eigenen Geschichte und Kultur oder daraufhin, was sie für richtig halten. In Fishers narrativem Paradigma wird dies als Kohärenz und Ehrlichkeit bezeichnet. Er argumentiert, dass Menschen eine Geschichte danach beurteilen, ob sie Beständigkeit bzw. einen erkennbaren Zusammenhang und ein gewisses Maß an Wahrhaftigkeit hat. Fisher ist der Ansicht, dass Zuhörende erkennen können, wann eine Geschichte nicht kohärent ist oder es an Ehrlichkeit fehlt. Sind Kohärenz und Ehrlichkeit vorhanden, sind Menschen eher bereit, Überzeugungen und Verhalten zu ändern und umgekehrt. Hier muss betont werden, dass es um das subjektive Gefühl der Zuhörenden geht und nicht um objektive Kriterien, anders würden Betrüger kaum Erfolg haben bzw. die Geschichtenerzähler des 21. Jahrhundert nicht ihre „fake-news“ oder „alternativen Fakten“ an die Frau und den Mann bringen können. Weil jede Geschichte einzigartig und situationsspezifisch ist, bieten jedoch die Konzepte von Kohärenz und Ehrlichkeit im narrativen Theorie-Paradigma Einblicke dafür, warum manche Geschichten akzeptiert und andere ignoriert werden (vgl. Fisher 1984, S. 7 f.). Hier kann auch ein Zusammenhang zum Anspruch „Verzicht auf Instrumentalisierung“ erkannt werden. Wird eine Geschichte erfunden, um z. B. etwas zum Eigennutz zu erreichen, wird die Geschichte instrumentalisiert. Wird dies vom Gegenüber erkannt, verringert sich die Chance, dass das angestrebte Ziel erreicht wird.

Für Smith und Liehr (2014) stellt die Geschichte eine innere menschliche Ressource dar, die zur Erleichterung führen kann, wenn sie erzählt wird. Damit erhalten Geschichten eine zentrale Bedeutung für die Milderung von Vulnerabilität. Die Theorie des Storytelling mach Smith & Liehr umfasst drei miteinander in Beziehung stehende Konzepte:

(1) den intendierten Dialog als eine gezielte Auseinandersetzung, um das Erzählen der Geschichte einer gesundheitlichen Herausforderung zu initiieren;
(2) das Herstellen der Beziehung der interagierenden Personen und Ereignisse als aktiver Prozess der Selbsterkenntnis durch die Verbindung in einem Handlungsplot;

(3) das Schaffen von Erleichterung, die erzeugt wird, indem eine Person durch den Dialog mit sich selbst in Beziehung tritt und so die Geschichte Form annimmt und sich letztendlich auflöst.

In einem offenen vorurteilsfreien Dialog laden Pflegende die zu Pflegenden ein, ihre Geschichte z. B. über eine gesundheitliche Herausforderung und das Gefühl der Verletzlichkeit zu erzählen. Sie unterstützen zu Pflegende, den roten Faden in der Geschichte zu finden und darin, wie sie über die Geschichte die Herausforderungen lösen und damit die Verletzlichkeit mildern können. Letzteres geschieht, indem die geschichtenerzählende Person ihr zuvor unbekannte Bedeutungen aufdeckt. Die Pflegenden sind im offenen Dialog gleichzeitig Gesprächspartnerinnen und -partner, Zuhörerinnen und Zuhörer und Publikum – und so spielen sie immer eine Rolle in der Geschichte der Erzählenden (vgl. Smith/Liehr 2014, S. 225-232).

Mit einer Geschichte bieten jene, die eine Geschichte erzählen, denen, die deren Lebensform nicht teilen, einen Einblick in das, was es bedeutet, z. B. mit Krankheit und den damit verbundenen Bedeutungen, Konsequenzen, Verpflichtungen und Verletzungen leben zu lernen. Andere können miterleben, wie das Leben der erzählenden Person aussieht, wie es sich anfühlt und bzw. anhört. Die erzählende Person kann jemanden einladen, für die Dauer der Geschichte einzutreten, zur Co-Autorin oder -Autor zu werden. Diejenigen, die diese Einladung in die Erzählbeziehung annehmen, öffnen sich, das Leben anders zu sehen, zu fühlen und zu hören als sie das in der eigenen Geschichte tun. Geschichten befassen sich also auch mit der Frage, wie Menschen mit verschiedenen Lebensformen in derselben sozialen Welt zusammenleben können (vgl. Frank 2000, S. 361). Das heißt, Geschichten tragen zum interkulturellen Verstehen bei und fördern die transkulturelle Kompetenz. Damit ist die Fähigkeit zur Interaktion mit Menschen aus anderen Kulturen über die eigenen kulturellen Grenzen hinweg gemeint. Ausgangspunkt ist, die eigene Lebenswelt in einem Prozess der Selbstreflexion wahrzunehmen, weil erst dann individuelle Lebenswelten eingeordnet und verstanden werden können. Hintergrundwissen und transkulturelle Erfahrungen unterstützen diesen Prozess, sie fließen in eine Erweiterung der Anamnese ein, wodurch in der Interaktion ein Aushandlungsprozess bzw. ein Dialog über Diagnose und Bezeichnung, Ursache und Behandlung einer Krankheit in Gang gesetzt werden kann. Zur transkulturellen Kompetenz zählen demnach die Selbstreflexion, ein Hintergrundwissen und Erfahrung sowie die sogenannte narrative Empathie (vgl. Althaus et al. 2010, S. 79).

Narrative Empathie

Offenheit, im Dialog leben können, erfordert Authentizität im Sinne von Echtheit und narrativer Empathie. Unter narrativer Empathie wird allgemein das Teilen von Gefühlen und Perspektiven, die durch das Lesen, Betrachten, Hören oder Vorstellen von Geschichten über die Situation und den Zustand eines anderen ausgelöst werden, verstanden (vgl. Keen 2013, o. S.). Dabei werden die Situationen anderer Personen in einer Geschichte dargelegt, nachvollzogen und als eine sinnzusammenhängende Erzählung interpretiert. Empathie bedeutet in diesem Zusammenhang Affektaustausch; es wird das gefühlt, von dem geglaubt wird, dass es die Emotionen anderer sind (vgl. Ritivol 2018, S. 53). Die sogenannte narrative Empathie soll eine wertschätzende, respektvolle Haltung gegenüber diesen Menschen und gute Beziehungsgestaltung sichern. Die wissenschaftlichen Erkenntnisse zur narrativen Empathie stammen zum einen aus der Literaturforschung und zum anderen aus den Neurowissenschaften. Die Literaturforschung beschäftigt sich vorrangig mit der Frage, wie beim Lesen von Geschichten Gefühle entstehen können, z. B. warum einem das Schicksal der Romanfigur Anna Karenina zum Weinen bringt. Die Neurowissenschaften liefern dazu die Erkenntnisse zur Funktion der Spiegelneuronen. Das sind jene Nervenzellen, die u.a. für Empathie sorgen, indem z. B. bei anderen Menschen beobachtete Emotionen automatisch nachempfunden werden. Die narrative Empathie ermöglicht es Zuhörenden, die Emotionen und Empfindungen des Gegenübers zu teilen. Das Teilen der Empfindungen, die in Geschichten eingebettet sind, kann nicht nur das Leiden an Krankheiten lindern und die Heilung fördern, sondern bietet auch die Möglichkeit, mit zu Pflegenden authentisch zu arbeiten.

5.1 Ethische Herausforderungen zur Offenheit im Dialog

Ethische Herausforderungen im Zusammenhang mit einem offenen Dialog ergeben sich zum einen im Anspruch auf den Verzicht zur Instrumentalisierung und zum anderen in der Offenheit, mit dem möglichen Risiko Vulnerabilität zu erzeugen bzw. zu verstärken. Instrumentalisierung und in diesem Zusammenhang auch Normierung stehen dem Anspruch der Ethik der Begegnung von Levinas konträr gegenüber. Seiner Theorie folgend, dass die gegenseitige Vulnerabilität präkognitiv erlebt wird und das Theoretische dem Ethischen folgt, stellt sich die Frage, inwieweit die beiden Mechanismen die Pflegenden am Erleben und am Aufbau einer authentischen Beziehung hindern und der Erfassung von Vulnerabilität im Wege stehen. Hinzu kommt, dass diese Mechanismen von der zunehmenden Ökonomisierung im Gesundheitsbereich verstärkt werden. Dies konnte in einer umfassenden Dokumentanalyse von

Jesús Molina-Mula und anderen (2018) bestätigt werden. In deren Studie wurden rund 1000 Pflegedokumentationen im Hinblick auf die Frage, wie sich die Ökonomisierung im Gesundheitsbereich auf die Entscheidungsfindung in der Pflege auswirkt, analysiert. Auch diese Autorinnen und Autoren basieren ihre Studie auf der Diskursanalyse nach Foucault. Sie definieren aus den Inhalten der Krankenakten als übergeordnetes Thema „Auswirkungen der Instrumentalisierung des Gesundheitssystems auf die Patientenautonomie" mit folgenden Subthemen: die Standardisierung der Pflegepraxis, die Auswirkungen des Managementmodells auf die Pflegepraxis und die Autorität von Ärzten in der Pflege. Die Ergebnisse zeigen deutlich, dass sich eine umfassende Standardisierung der Versorgung auf Grundlage von festgelegten Prozeduren und bürokratisierten Kommunikationswegen auf die Arbeitsbelastung und damit auf die Qualität der Pflege auswirken. Zu sehen ist dies unter anderem daran, dass zu Pflegende bzw. Familien oder Angehörige in den Dokumentationen kaum vorkommen. Sie finden sich als gesundheitliches Problem, werden von den Regeln der Institution in eine untergeordnete Position verwiesen und nach Kostenparametern, Pathologien oder Organen klassifiziert, d. h. nach Systemen, die einer biomedizinischen Objektivierung entsprechen. Der klinische Verlauf, abgebildet im Pflegeprozess, ist nur bedingt nachvollziehbar, er wird reduziert mit einzelnen Worten beschrieben, wobei die Anmerkung „keine Vorfälle" am häufigsten vorkommt. Darüber hinaus finden sich keine Hinweise auf den emotionalen Zustand von zu Pflegenden in Bezug auf ihre Krankheit oder ihre Wahrnehmung hinsichtlich des Krankenhausaufenthalts. Es ist nicht erkennbar, inwiefern zu Pflegende autonome Entscheidungen treffen bzw. in die Entscheidungsprozesse eingebunden sind (vgl. Molina-Mula et al. 2018, S. 7). Es scheint, als würde der Pflegeprozess als Instrument benutzt, aber nicht zum Zwecke für Pflegende. Die Ergebnisse dieser Studie, basierend auf den Daten eines Krankenhauses, können nicht verallgemeinert werden, wenngleich sie eine zu beobachtende Tendenz nicht nur im Akutsetting Krankenhaus aufzeigen. In der Pflegepraxis führt Ressourcenknappheit zur Standardisierung der Dienstleistungen. Zu sehen ist dies an den „Verschlankungsbemühungen" von Dokumentationen, die mit dem Spagat der Entbürokratisierung und Standardisierung vor dem Hintergrund einer personenzentrierten Pflege zurechtkommen müssen. Effizienzsteigerung geht häufig auf Kosten der Autonomie der zu Pflegenden und der Pflegenden, deren Arbeit auf Risikominimierung und Schadensvermeidung reduziert wird. Daraus erwachsen nicht nur im Hinblick auf Vulnerabilität eine Reihe ethischer Herausforderungen, die in der Diskussion unter dem Titel der Ökonomisierung im Gesundheitsbereich, mit dem kennzeichnenden Merkmal der Auslastungssteigerung bei gleichbleibenden Ressourcen, umfassend behandelt werden (vgl. Marckmann/Maschmann 2017). Ökonomie, in der ursprünglichen Wortbedeutung von Oikonomia für Haushalt oder Haushaltsführung und im Sinne der Wirtschaftlichkeit, soll kein

Tabu für die Pflege, sein, hat aber ihre Grenzen, wenn professionelles Handeln durch wirtschaftliche Kalküle und Ziele überschrieben wird.

Ethische Herausforderungen im Zusammenhang mit der Methode des Geschichtenerzählens liegen in den Inhalten der Geschichten. Das ethisch Bedeutsame an Geschichten ist, dass Pflegende wie auch zu Pflegende durch die Erzählung erfahren, was gute, aber auch was schlechte Pflege ist, weil sie den Menschen lehren, welche Handlungen oder Interaktionen in welchen Situationen als gut und schlecht betrachtet werden (vgl. Frank 2016, S. 17). Das Beispiel der Frauen, die nach einer Brustkrebserkrankung (Kap. 1.3) wieder in den Arbeitsprozess einsteigen und das Bedürfnis nach der Anerkennung ihrer Vulnerabilität äußern (vgl. Tiedtke et al. 2015), bildet diesen Aspekt gut ab. Die Bedürfnisäußerung ist in eine persönliche Geschichte eingebunden. Erzählende Menschen teilen etwas mit, d. h. sie haben etwas zu teilen, dessen sich Zuhörende annehmen und damit etwas zurückgeben. Im pflegerischen Kontext steht in den Geschichten vielfach das Leiden im Vordergrund, d. h., die Arbeit von Zuhörenden beginnt mit dem Zeugnis des Leidens und manchmal endet die Arbeit auch dort. Leiden muss in Geschichten erzählt werden, und das Geschichtenerzählen zwingt bis zu einem gewissen Grad, die Wahrheit zu sagen und diese direkt und öffentlich auszusprechen. Pflegende sind den zu Pflegenden am nächsten, wenn sie mit Offenheit all das hören, was diese Menschen durchgemacht haben. Wenn mit der Geschichte Bedeutungen und Werte mitgeteilt werden, kann dies die Tragödie der Leidenden nicht mindern, aber zumindest kann sie erkannt und geteilt werden (vgl. Frank 2016, S. 21). Dabei geht es nicht immer darum, dem Leiden einen Namen zu geben, eine Diagnose zu finden, sondern zuzuhören, den zu Pflegenden unvoreingenommen zu begegnen und ihren Leiden Raum zu geben.

Ein offener Dialog kennt damit zwei große Herausforderungen: erstens den Dialog zu initiieren, so dass er zum Erzählen einlädt und zweitens das unvoreingenommene Verstehen der Geschichte bzw. deren moralische Botschaft. Nicht immer ist die Geschichte auf den ersten Blick zugänglich, ebenso wenig deren moralische Botschaft (vgl. Phelan 2014, o.S.). Die ethische Herausforderung liegt demnach im höheren Verstehen, d. h. den latenten Sinn einer Geschichte zu verstehen. Dies erfordert einen hermeneutischen Zugang, indem etwas als etwas verstanden wird. Grundlagen dazu finden sich wiederum in der hermeneutischen Ethik, in der das Verstehen von Lebensereignissen im Zentrum steht und die sich „[...] einem zur-Sprache-bringen von persönlichen moralischen Erfahrungen verpflichtet fühlt. Aus dem zweiten Punkt ergibt sich notwendigerweise der Dialog als Grundvoraussetzung, um moralische Erfahrungen des Einen für den Anderen verstehbar zu machen." (Porz/Widdershoven 2010, S. 8) Im Unterschied zur Prinzipienethik, in der die normativen Anforderungen zentral stehen, sind es in der hermeneutischen Ethik die Erfahrungen von Menschen, die in einer Erzählung mitgeteilt, im Dialog ausgetauscht und im aktuellen Kontext verstanden werden sollen. Leitende Prinzipien sind der Respekt vor den Erfahrungen und der Freiheit des Anderen und Authentizität im Verstehen-wollen, d. h. der Verzicht auf Instrumentalisierung. Damit wird der Dialog zum Teil der professionellen Beziehung (vgl. Porz/Widdershoven 2010, S. 10). Während die hermeneutische Ethik vor allem in Fallbesprechungen Anwendung findet, kann deren Grundausrichtung auch im pflegerischen Dialog geltend gemacht werden.

Ethische Anforderungen gründen darüber hinaus in der Intersubjektivität des Dialogischen, dazu müssen die Gesprächspartner bereit, fähig und willens sein (vgl. Geissner 1995, S. 450 f.). So kann es sein, dass keine Beziehung aufgebaut werden kann, weil z. B. von Seiten der zu Pflegenden das Vertrauen fehlt oder von Seiten der Pflegenden das Einfühlungsvermögen. Dies kann die Vulnerabilität beider in der Begegnung verstärken (vgl. Angel/Vatne 2017, S. 1435). Unvoreingenommen in den Dialog zu treten, erfordert Vorbereitung. Dem Gegenüber muss klar sein, wozu der Dialog dient und was damit erreicht werden soll. Dazu müssen „die unterschiedlichen [...] Erwartungen, Ängste, Abgrenzungen und Ziele (müssen) formuliert und artikuliert werden, sonst können vermeintliche Dialoge eher kontraproduktiv wirken." (Porz/Widdershoven 2010, S. 10) Ebenso muss die Sprache dem Gegenüber angepasst werden bzw. muss die eigene Sprache der zu Pflegenden Raum erhalten. Darin wird das ethische Prinzip der Autonomie wirksam. Autonom entscheiden kann nur jemand, der im Besitz der relevanten Informationen ist, diese versteht und darauf basierend mit Blick auf die Konsequenzen eine Entscheidung treffen kann. Erschwerend kommt hinzu, dass für manche Zielgruppen der Pflege diese Voraussetzungen nicht gegeben sind. Im Zusammenhang mit der Professionalisierung der Pflege hat sich zudem deren Sprache verändert, indem verallgemeinernde Begriffe und Fachausdrücke verwendet werden. Sie stellen in der dialogischen Ethik eine Herausforderung dar. Beispiele sind standardisierte Klassifikationssysteme für Pflegediagnosen, -interventionen und -outcomes bzw. Zielesetzungen. Diese Systeme dienen der professionellen Kommunikation, die die individuelle Erlebens- und Erfahrungswelt nur bedingt abbilden können. Die verallgemeinerte Fachsprache ist von einer Asymmetrie gekennzeichnet, sie weist von Expertinnen bzw. Experten zu den zu Pflegenden; ein Rückzug auf die Fachsprache schließt Verstehen aus. Die ethische Herausforderung liegt demnach im verantwortlichen Sprechen, das von anderen verstanden wird, das nicht überzeugen oder überreden will, sondern das Mitteilen bedeutet. Die dialogische Interaktion kann als eine Pflegeintervention gesehen werden, indem die Pflegende kommunikative Strategien anwendet, um in Erfahrung zu bringen, was Krankheiten und Behinderungen für das Leben eines Menschen bedeuten, um eine angemessene Unterstützung leisten zu können. Der unvoreingenommene Zugang auf gleicher Ebene ist die Voraussetzung dazu, der nicht auf einem fachlich bedingten hierarchischen Unterschied im

Wissen zwischen den wissenden Expertinnen und Experten und einem „unwissenden“ zu Pflegenden beruht. Ein Rückzug auf diese Ebene würde einer Instrumentalisierung gleichkommen und eine Lücke zwischen der professionellen Sprache und der Erzählung der zu Pflegenden schaffen. Um dies zu vermeiden, bedarf es neben der fachkundigen auch einer normativen Professionalität. Während die auf Expertise basierende Professionalität mit dem Konzept der Leistung zusammenhängt, umfasst die normative Professionalität Reflexivität und nicht, wie der Begriff vermuten ließe, vorschreibende Professionalität (vgl. Sitvast 2017, S. 2).

5.2 Die Entwicklung moralischer Handlungskompetenz zum Führen eines offenen Dialogs

Die moralische Handlungskompetenz in der dialogischen Interaktion liegt zum einen darin, herauszufinden, was im konkreten Fall gute Pflege bedeutet, und zum anderen darin, die allgemeine und möglicherweise spezifische Vulnerabilität im Rahmen verschiedener Pflegegespräche nicht zu verstärken. Beides erfordert eine narrative Empathie und hermeneutisches Fallverstehen, sie müssen im pflegerischen Alltag zum Leben erweckt und am Leben erhalten werden. Narrative Empathie von zu Pflegenden ist notwendig, um die mitunter sehr intimen Fragen im Rahmen diverser Pflegegespräche dem Gegenüber angepasst stellen zu können. Die geforderte Offenheit im Dialog erhöht das vorhandene Potenzial an Vulnerabilität, z. B. wenn über Körperpflege, Ausscheidung, Essgewohnheiten, Familiensituation, räumliche Verhältnisse, finanzielle Situation etc. gesprochen wird. Auch die Diagnosestellung kann verletzend sein, wenn z. B. festgestellt wird, dass die Kompetenz zur Selbstpflege bzw. der Pflege von Angehörigen fehlt. Wie eine Pflegediagnose und die daraus abgeleitete Pflegeplanung kommuniziert werden, hat Auswirkungen auf die Pflegebeziehung. Dabei rückt der verletzende Aspekt der Sprache in den Vordergrund, z. B. wird eine Diagnose als Urteil oder als Ausgangspunkt für die Entwicklung einer gemeinsamen Sichtweise zur konkreten Situation kommuniziert. Ähnlich ist es bei der Erfassung von Ressourcen, der Maßnahmenplanung und -durchführung. Pflegepersonen wiederum sind in diesem Zusammenhang mit Fragen zur Ehrlichkeit in der Mitteilung bzw. mit der Überbringung von unangenehmen Botschaften konfrontiert.

Ein zentraler Aspekt im Rahmen der dialogischen Interaktion ist, eine angemessene Sprache bzw. einen passenden Abstraktionsgrad zu finden, mögliche Sprachgrenzen zu erkennen bzw. zu überwinden. Sprachgrenzen können auf unterschiedlichen Ebenen entstehen: Verstehen, des Ausdrucks, d. h. was gesagt wird (linguistische Bedeutung, z. B. Tibiafraktur), in der Interpretation des Gesagten (empirische Bedeutung, z. B. Tibiafraktur einer alleinerziehenden Mutter), in der Bewertung, welche Bedeutung das Gesagte für die konkrete Person hat (individuelle Bedeutung, z. B. Tibiafraktur einer alleinerziehenden Profifußballerin), im Bilden einer Meinung zu den Konsequenzen des Gesagten und im Fällen von Urteilen und Treffen von Handlungsentscheidungen (vgl. Schrems 2018, S. 33 f.) Das Beispiel der Tibiafraktur zeigt auch unterschiedliche Vulnerabilitäten. So macht es einen Unterschied, ob die betroffene Person der Sprache mächtig ist oder nicht und nachfragen kann, was der Bruch konkret bedeutet und die Antwort versteht, ob sie als Mutter auf soziale Netze zur Kinderbetreuung zurückgreifen kann oder alleine ist und ob sie das Bein zur Existenzsicherung benötigt oder nicht. Die Förderung der narrativen Empathie kann durch einen Perspektivenwechsel auf drei Ebenen erfolgen:

- Auf der emotionalen Perspektive – Wie würde ich mich fühlen, wenn ich in solch einer Situation wäre?
- Auf der handlungsorientierten Perspektive – Was würde ich tun oder wie würde ich mich verhalten, wenn ich in solch einer Situation wäre?
- Auf der interaktionalen Perspektive – Wie würde ich mich anderen gegenüber verhalten, wenn ich in solche einer Situation wäre? (vgl. Schrems 2019, S. 66 f.)

Für Pflegende gilt es darüber hinaus ein offenes Ohr in der Anamnese zu haben, ehrlich und verständlich in der Mitteilung der Pflegediagnose zu sein und in der Planung von Pflegeinterventionen den zu Pflegenden eine gleichwertige Rolle einzuräumen. Sich darüber bewusst zu sein und damit umgehen zu können, zeichnet moralische Handlungskompetenz aus.

Die idiolektische Gesprächsführung

Am Beginn der professionellen Pflegebeziehung steht die offene Anamnese, mit einer Erzählaufforderungen, so dass zu Pflegende die für sie relevanten Aspekte als eine Geschichte formulieren können. Damit wird die Bedeutungszuschreibung für die aktuelle Situation nicht von externen Regeln und Vorgaben, sondern durch die Betroffenen selbst bestimmt. Für die Pflege relevante Aspekte werden im Nachfragen erfasst. Als Methode eignet sich hierzu die idiolektische Gesprächsführung. Idiolekt bedeutet Eigensprache und leitet sich aus dem griech. „idios“ für eigen und „lektos“ für Rede ab. Sie umfasst die gesprochene Sprache bzw. Sprachmuster, aber auch die Köpersprache, wie Mimik, Gestik oder Haltung, d. h. die Gesamtheit aller Ausdrucksweisen. Der Idiolekt ist die Sprache, „[...] mit denen ein Mensch seine Welt beschreibt, [sie] wird geprägt durch seine individuellen Lebenserfahrungen mit all ihren einzigartigen Sinneseindrücken, Bewegungen, Gefühlen, Bildern, Szenen und Gedanken. In der Eigensprache leben neben den lexikalischen Bedeutungen der Worte sehr persönliche Verbindungen“ (Rentel 2012, S. 39).

In der idiolektischen Gesprächsführung, die in den 1970er Jahren von A. D. Jonas, einem amerikanischen Psychoanalytiker, entwickelt und gelehrt wurde, erfolgt durch die Achtung der Einzigartigkeit und Expertise der Gesprächspartnerinnen und -partner ein respektvoller und achtsamer Umgang mit der Eigensprache. Sie zeichnet sich durch eine spezielle unvoreingenommene Fragekunst aus, bei der auf Fachbegriffe und vorgegebene Zielsetzungen verzichtet wird. Der Gesprächsführung liegt eine zieloffene und absichtslose Grundhaltung zugrunde, indem das Selbstorganisationsprinzip in jedem Menschen und die Sichtweise des Gegenübers kompromisslos anerkannt werden (vgl. Klimmer 2016, S. 15). Die Fragen der zu Pflegenden und deren Ressourcen stehen im Vordergrund. Mit dieser Haltung stellt die Gesprächsführungsmethode eine gute Basis für die Entwicklung von Vertrauen und Sicherheit dar. Die Antworten werden nicht bewertet, ebenso bleiben Interpretationen und Deutungen im Hintergrund. Letztere dienen lediglich der gegenseitigen Verständigung, ob etwas auch richtig gesehen wurde. Methodisch wird mit sogenannten Schlüsselwörtern gearbeitet, das sind z. B. Wörter, die immer wieder vorkommen, aber auch Metaphern oder Redewendungen, die verwendet werden. Das Erfassen dieser Schlüsselworte erfordert ein aktives Zuhören und die Überlegung, zu welchem Thema (Schlüsselwort) das Gegenüber eventuell mehr erzählen möchte. Die Fragen werden einfach und offen als W-Fragen (was, wer, wie wann) gestellt, mit Ausnahme der Frage warum. Diese Ausnahme wird damit begründet, dass die Warum-Frage der wertfreien Haltung widerspricht und auf Sprechende Druck zur Rechtfertigung ausüben könnte. Eine weitere Methode ist das Konkretisieren, indem nach Beispielen gefragt wird (vgl. Olbrich 2006, S. 15-18). Zu Pflegende erhalten so Einsicht in ihr Krankheitsgeschehen bzw. in das, was sie selbst zum Thema machen wollen. Anwendungsbeispiele, wie eine idiolektische Gesprächsführung in der Praxis aussehen könnte, finden sich im Beitrag von Christa Olbrich (2006) und bei Melanie Klimmer (2016). Die Anwendung der Gesprächsführungsmethode muss gelernt und geübt werden, sie erfordert eine hohe Präsenz und geübte Zurückhaltung der eigenen Bilder, Hypothesen oder Ideen (vgl. Rentel 2012, S. 44). Die kurze Darstellung an dieser Stelle reicht hierzu nicht aus.

Die dialogische Interaktion

Nach Arthur W. Frank sind Geschichten über die eigene Krankheit die Grundlage für das klinische Verständnis und für die praktische Ethik zu sehen (vgl. Frank 2000, S. 255 f.). In der dialogischen Ethik, ein Ansatz der praktischen Ethik, wird von der Annahme ausgegangen, dass die Definition von guter

Pflege das Ergebnis von reflexiven Dialogen von Pflegenden mit sich selbst, zwischen Pflegenden und mit zu Pflegenden ist. Das heißt, die ethischen Prinzipien sind nicht vorgegeben, sondern werden im individuellen Fall entwickelt. Eine weitere Annahme ist, dass Pflegende in der konkreten Situation individuell entlang folgender Fragen entscheiden, was gute Pflege bedeutet: „Was soll ich als Pflegende für diese konkrete Person in dieser konkreten Situation und an diesem konkreten Ort machen?", „Was würde ich mir als zu pflegende Person in solch einer Situation, an so einem Ort wünschen?", „Was würde ich mir als Angehörige für diese konkrete Person in dieser konkreten Situation und an diesem konkreten Ort erwarten?". Die dritte Annahme dieses Ansatzes ist, dass Pflegende in alltäglichen Entscheidungssituationen auf einen kontextbezogenen Erfahrungsreichtum zurückgreifen und sich nicht nur auf formales Wissen stützen. Der ethische Dialog wird nicht als Instrument oder Technik verstanden, um bessere Entscheidungen zu treffen, sondern als kontinuierlicher sozialer Lernprozess, in dem die Teilnehmenden ein besseres Verständnis für ihre Praxis entwickeln (vgl. Abma et al. 2008, S. 790 f.).

In der dialogischen Interaktion kann die für beide Seiten zum Verstehen notwendige Empathie schrittweise entwickelt werden, wobei insbesondere in schwierigen oder herausfordernden Begegnungen die Kultivierung der Selbstaufmerksamkeit eine grundlegende Anforderung ist. Es sind dies Situationen, bei denen z. B. heikle Themen angesprochen werden müssen, grundlegend andere Überzeugungen oder psychologische Barrieren wie Ablehnung bestehen, wodurch ein gegenseitiges Verstehen behindert wird. Ist dies erkannt, sind die nächsten Schritte die Selbstreflexion und das Zuhören. Selbstreflexion kann dem Einzelnen dabei helfen, die Botschaft einer Person so zu formulieren, dass die andere Person sie besser verstehen kann. Wenn zum Beispiel die Notwendigkeit von bestimmten Pflegeinterventionen nicht verstanden wird, wie z. B. sich mehr zu bewegen, ist es sinnvoller auf die „relationale" oder Beziehungsebene zu wechseln und explizit Vertrauen und Respekt aufzubauen, bevor eine Entscheidung über notwendige Maßnahmen getroffen oder fremdbestimmt vorgegangen wird. Dies kann durch das Erfassen persönlicher Erfahrungen oder gemeinsamer Anknüpfungspunkte in den verschiedenen Expertisen der Pflegenden und zu Pflegenden erfolgen. Die Betrachtung der Erfahrungen einer anderen Person erfordert eine ehrliche Suche nach dem Sinn in deren Erzählung, selbst wenn sie äußerlich als Unsinn erscheint. D.h. nicht, mit diesem Sinn einverstanden sein zu müssen, es soll jedoch dazu anregen, die innere Logik, die die Geschichte für andere hat, zu verstehen (vgl. Moore/Hallenbeck 2010, S. 474). Verstehen bedeutet die Einordnung einer Handlung in einen subjektiven Sinnzusammenhang, wobei Fachwissen, Lebenswelt und Vorstellungen zur Krankheit den Interpretationsraum darstellen. Um aus der Geschichte der Situation angemessene Handlungsentscheidungen ableiten zu können, gilt es den Kontext, die Motivation und den Sinnzusammenhang der handelnden Person zu erfassen. Der Sinn steckt nicht in der Situation oder einer Handlung, sondern wird diesen reflexiv zugeschrieben (vgl. Schütz 1993, S. 95). Für das Verstehen ist dabei die Unterscheidung zwischen objektivem und subjektivem Sinn zentral. Objektiver Sinn meint die Betrachtung der Welt als eine fertig gestaltete, von außen, losgelöst von der Person. Subjektiver Sinn hingegen bezieht sich auf die Intention und das Bewusstsein der erzählenden Person, auf die von anderen nicht tatsächlich zugegriffen werden kann. Wird z. B. „nicht essen wollen" nur als das erfasst, was zu sehen ist, eine Ablehnung des Essens, dann ist alleine der objektive Sinn erfasst. Zum Verstehen der Bedeutung der Handlung muss jedoch der subjektive Sinn der handelnden Person erschlossen werden.

> „Objektiver Sinn versteht sich daher nur in einem Sinnzusammenhang für das Bewusstsein des Deutenden, subjektiver Sinn verweist daneben und darüber hinaus auf einen Sinnzusammenhang für das Bewusstsein des Setzenden. Subjektiver Sinnzusammenhang liegt also dann vor, wenn das, was in einem objektiven Sinnzusammenhang gegeben ist, von einem Du seinerseits als Sinnzusammenhang erzeugt wurde." (vgl. Schütz 1993, S. 188)

Dazu ist neben der narrativen Empathie ein hermeneutisches Fallverstehen nötig. In einem personenzentrierten Ansatz können nicht alle Entscheidungen oder Handlungen standardisiert werden, vielfach ist die Deutung oder Auslegung des Phänomens notwendig. Das ist auch das Grundprinzip der Hermeneutik. So kann „nicht essen wollen" viele Bedeutungen haben, z. B. keinen Hunger haben, keine Lust auf das angebotene Essen, ein Protest oder damit dem Leben ein Ende machen wollen. Um etwas interpretieren, auslegen oder verstehen zu können, muss ein bestimmtes Vorverständnis des zu Verstehenden vorhanden sein, z. B. das Verständnis über die vielfältige Bedeutung des Nicht-essen-Wollens. Dies erfordert neben dem Fachwissen auch ein Situationsbewusstsein, d. h. in der gegebenen Situation wissen, was der Fall ist, was getan werden muss und was die Folgen des Handelns sind. Das Fachwissen beschränkt sich dabei nicht mehr nur auf das zu erkennende Phänomen, sondern erfordert wissenschaftliche Grundkenntnisse und die Kenntnis von pflegespezifischen Konzepten, die zum Teil das Fundament standardisierter Pflegediagosen sind. Situationsbewusstsein erfordert Beobachtungsfähigkeit sowie die Fähigkeit der Selbst- und Fremdreflexion. Die Bedeutung eines Phänomens für eine konkrete Person kann nur aus der besonderen Situation des Betroffenen generiert werden, womit eine weniger deutliche handlungsleitende Dimension hinzukommt. Menschliches Handeln basiert auf Normen, Werten und Weltanschauungen, die hinter den Erscheinungen liegen und sich in Vorstellungen von richtig und falsch, von gut und schlecht äußern. In der Reflexion und im Dialog können handlungsbestimmende Werte und Normen offengelegt und im Prozess produktiv ein- und umgesetzt werden. Besteht keine Möglichkeit des Dialogs, z. B. weil Mittel der verbalen Mitteilung fehlen oder kognitive Einschränkungen vorliegen, sind andere Wege zu suchen, wie die Beziehung zu anderen Personen oder das Deuten des Verhaltens oder körperlicher Reaktionen. Auch aus einem Verhalten kann etwas hinein- oder herausgelesen werden.

Ein offener Dialog in einem narrativen und personenzentrierten Ansatz umfasst zusammengefasst folgende Schritte:

- Verstehen der Essenz, die sich hinter der Oberflächenstruktur der Erzählung verbirgt, d. h. erfassen, was die Person mitteilen will;
- Paraphrasieren, indem die erhaltene Nachricht in der Sprache des Gegenübers formuliert und der Person zurückgegeben wird, um zu prüfen, ob sie richtig verstanden wird;
- Bestätigen der zentralen Botschaft der Erzählung;
- Aufsuchen von gemeinsamen Ausgangs- oder Anknüpfungspunkten innerhalb der Erzählung. (vgl. Sitvast 2017, S. 2)

Die dialogische Interaktion liefert keine Lösungen, die im Lehrbuch stehen, daher ist ein fachlicher Handlungsspielraum zur Interpretation der Situation und die Übernahme der Verantwortung für das Handeln notwendig. Der Handlungsspielraum ist erforderlich, um die unterschiedlichen Deutungen und bedeutungsvollen Zusammenhänge für jeden einzelnen Fall auszuloten. Dabei darf weder die Substanz des Erlebens noch die Essenz der objektiven Erkenntnisse verloren gehen.

6 Die Reflexion der eigenen Verletzlichkeit

Pflegende sind wie andere Menschen auch menschlich, wenngleich diese Tatsache von den Pflegenden selbst manchmal ignoriert wird. Die Verletzlichkeit von Pflegenden allgemein ist bedingt durch ihr Menschsein und spezifisch durch die Wahrnehmung des Leidens der Anderen, der daraus resultierenden emotionalen Belastung sowie der professionellen Verpflichtung einer angemessenen Pflege, häufig unter erschwerten Bedingungen. So werden in einer Studie von Vanessa Haeslip und Michele Board (2012) folgende die Vulnerabilität verstärkende Aspekte festgestellt: ein Todesfall, der Krankheitsprozess der Demenz, enge Beziehungen zu den zu Pflegenden und die Anerkennung von deren Menschlichkeit sowie die Erinnerung an die eigene Sterblichkeit (vgl. Haeslip/Board 2012, S. 618). Die Vulnerabilität von Pflegenden ist aufgrund ihrer langfristigen Auswirkungen auf die körperliche und psychische Gesundheit ein zentrales Thema, dennoch gibt es wenig Untersuchungen zum Erleben derselben. Um Strategien entwickeln zu können, die Pflegende unterstützen, damit sie sich nicht selbst schützen müssen, indem Sie ihre Emotionen ausschalten und nicht authentisch handeln oder indem sie die zu Pflegenden als eine Aufgabe, eine Krankheit oder als Pflegebedarf betrachten und die Person ignorieren, bedarf es der Kenntnis, wie und warum Mitarbeiterinnen und Mitarbeiter sich vulnerabel fühlen (vgl. Haeslip/Board 2012, S. 916). Auch die Vulnerabilität der Pflegenden ist real, wenngleich sie für die zu Pflegenden vordergründiger ist. Diese geteilte Vulnerabilität wird im offenen Dialog deutlich und bedarf der Anerkennung, um einen Umgang damit zu finden und das notwendige Vertrauen für eine professionelle Pflegebeziehung aufbauen zu können (Abb. 6).

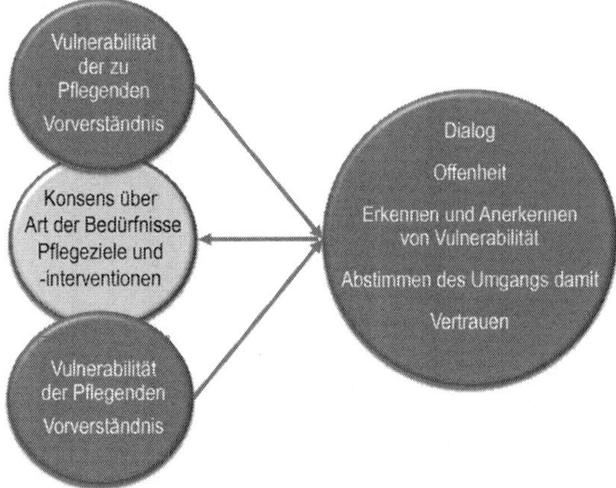

Abb. 6: Vulnerabilität in der Pflegebeziehung

Die Rollen, die die Akteure in der professionellen Pflegebeziehung einnehmen, werden von deren jeweiligen Lebenswelt und vom Gesundheitssystem bestimmt und mitunter begrenzt. Aus der Lebenswelt bringen sie lebensprägende Erfahrungen, Werte, Überzeugungen und Erwartungen an sich selbst und an andere mit. Sie bilden als Vorverständnis den Hintergrund des Dialogs. Pflegende sind Individuen mit spezifischen Bedürfnissen und Wünschen, die im Dialog mit den zu Pflegenden mehr oder weniger direkt ausgetauscht werden. Für die professionelle Pflege ist es der Anspruch an die Erbringung einer Pflegeleistung, die den fachlichen Standards und ethischen Vorstellungen entspricht und in einer sicheren Arbeitsatmosphäre erbracht werden kann. Dabei sind rationales Handeln und Emotionen untrennbar miteinander verbunden, sie beeinflussen die Interaktion und das gegenseitige Verstehen. Im Idealfall wird im Dialog mit zu Pflegenden ein Konsens über die Art der Bedürfnisse, der Pflegeziele und der Pflegeinterventionen erzielt und werden die Normen im Umgang miteinander festgelegt, nach denen moralisch gehandelt wird. Die mehr oder weniger ausgesprochene Grundlage ist die Berücksichtigung der gegenseitigen Vulnerabilität (vgl. Sumner 2010, S. 162 f.). Gelingt dies nicht entsprechend den Vorstellungen bzw. den professionellen Erfordernissen, wird die potenzielle Verletzlichkeit zum Schaden, wie dies beim Exkurs zum moralischen Disstress gezeigt wurde. Zeit- bzw. Personalmangel oder eine mangelhafte Ausstattung in der alltäglichen Arbeit erschweren einen offenen Dialog und damit den Aufbau einer vertrauensvollen Beziehung. Der steigende Arbeitsaufwand und die zunehmenden Anforderungen bei gleichbleibenden Ressourcen bzw. Einsparungen sind die Ursachen für die „implizite Rationierung" in der Pflege, d. h. das Zurücknehmen von Pflegehandlungen aufgrund von einem Mangel an Ressourcen, Kompetenzen oder Personal, obwohl sie dem fachlichen Standard entsprechen würden. Die Ergebnisse der RN4Cast Studie zeigen, dass hier vor allem die Zuwendung und Gespräche bzw. die Beratung von zu Pflegenden und Angehörigen sowie die Entwicklung und Aktualisierung der Pflegeplanung zu kurz kommen (vgl. Ausserhofer et al. 2013, S. 131). Das Ergebnis ist eine professionelle Vulnerabilität, die im Negativen zu moralischem Disstress, zum Burnout und letztlich zum Verlassen des Berufes führen kann.

Dass Vulnerabilität nicht die Ausnahme, sondern integraler Bestandteil des Sozialisationsprozesses von Pflegenden ist, zeigt eine Studie von Frode Jacobson und anderen (2017), orientiert am narrativen Paradigma von Arthur W. Frank. Die Grundlage sind Geschichten von Pflegestudierenden und erfahrenen Pflegenden, die von ihrem Werden als Pflegeperson berichten. Das zentrale Ergebnis der Studie ist, dass das Werden einer pflegenden Person ein vulnerabler und lebenslanger Prozess ist. Die Geschichten beinhalten mehrheitlich ethische und stark emotional gefärbte Themen. Die Arbeit von Pflegenden, egal ob studentisch, frisch graduiert oder erfahren, zeichnet sich in hohem Maße dadurch aus, dass sie mehr als andere Gesundheitsberufe sozusagen auf der Bühne stehen und ein sich ständig veränderndes Publikum wichtiger anderer Personen um sich haben, die in der Lage sind zu loben, zu demütigen, zu ignorieren oder Aufmerksamkeit zu zollen. Eine professionelle Pflegende zu sein, vereint persönliche und fachliche Eigenschaften, was bedeutet, dass die berufliche ebenso wie die persönliche Integrität gefährdet werden kann. Diese Bedrohung macht verletzlich. Die Geschichten zeigen auch sehr deutlich, dass Vulnerabilität ein existenzielles, kontextuelles und relationales Phänomen ist und immer Teil einer Interaktion zwischen Angehörigen der Gesundheitsberufe und zu Pflegenden oder deren Angehörigen. Eine Schlussfolgerung der Autorin und der Autoren ist, dass die Geschichten der vulnerablen Pflegenden einem größeren Publikum zugänglich gemacht werden sollen, vor allem jene der Studierenden, die angesichts ihrer Position oft stumm und stimmlos sind (vgl. Jacobson/Søvik/Synnes 2017, S. 15 f.). Um die Geschichten der Verletzlichkeit systematisch in den Alltag einbinden zu können und so die moralische Resilienz von Pflegenden zu stärken, sind Reflexionsvermögen und ein ethisches Klima erforderlich. Dabei ist von zentraler Bedeutung, dass, wie dies aus wenigen Studien hervorgeht, auch die professionelle Vulnerabilität positive Aspekte aufweisen kann, indem mit der Anerkennung der eigenen Verletzlichkeit ein tieferes Verständnis zur Andersheit des Anderen entwickelt wird. So kann eine positive Deutung den Pflegenden die Möglichkeit bieten, emotionale Belastungen zu kontrollieren. Der Übergang von einer negativen zu einer positiven Vulnerabilität kann zu einer Stärkung der Selbstwirksamkeit führen. Dazu müssen Pflegende allerdings das Schweigen überwinden, kalkulierte Risiken eingehen und sich der Realität stellen (vgl. Davenport/Hall 2011, S. 185).

Reflexive Selbstwahrnehmung – eine professionelle Kompetenz

In der Erwachsenenbildung werden reflexive Kompetenzen als zentraler Bestandteil zur Bewältigung komplexer Situationen und Handlungsanforderungen betrachtet. Selbstreflexion ist ein Prozess, bei dem sich die Aufmerksamkeit auf das eigene Denken, Erleben und Erkennen richtet. Dabei ist es notwendig, aus dem Strom des Erlebens herauszutreten, um das Erlebte betrachten zu können. Alfred Schütz schreibt dazu: „Wenn ich ein eigenes Erlebnis in den Blick bekommen will, so bedarf es hierzu einer reflexiven Zuwendung und daher bekomme ich nicht das ablaufende Erlebnis, sondern nur das bereits abgelaufene Erlebnis in den Blick.“ (Schütz 1993, S. 143) Dies kann gut am Beispiel des Labyrinths gezeigt werden. Um die Struktur der Gänge, die zu einem Ausgang führen, erkennen zu können, ist der Blick von außen notwendig. Solange jemand im Labyrinth ist, ist sie oder er Teil des Systems, die Suche nach dem Ausgang basiert auf Versuch und Irrtum. Das Heraustreten bedeutet im metaphorischen Sinne die Abkehr vom automatisierten und routinehaften Handeln. Dabei entsteht ein Paradox, insofern die Reflexion des eigenen Handelns als bewusster Akt eine Distanzierung von der eigenen Person verlangt. Durch die Distanzierung besteht die Möglichkeit, ein neues Verständnis für bestimmte Gedanken oder erlebte Phänomene zu entwickeln. Nur durch das Heraustreten aus der Routine kann diese aufgebrochen werden.

Mit der Selbstreflexion werden mehrere Ziele verfolgt: (1) nicht zielführendes Denken und Handeln zu verändern, (2) Erfahrungswerte aus unterschiedlichen Situationen zu vergleichen und (3) darauf aufbauend zukünftiges Denken und Planen zu strukturieren. D.h. mittels Selbstreflexion wird das eigene Denken und Tun auf Situationsangemessenheit hin geprüft und falls erforderlich verändert (Pachner 2013, S. 4). Das individuelle Erkennen hat seine Basis in früheren Erfahrungen, d. h. der Hintergrund der Selbstreflexion wird von der gesamten Lebenswelt gebildet. Die durch die Reflexion gewonnenen Erkenntnisse werden abhängig von früheren Erfahrungen im Bewusstsein strukturiert (vgl. Ekebergh 2007, S. 333). Es handelt sich dabei nicht um eine rein kognitive Aktivität, sondern sie umfasst neben rationalen Erkenntnissen und Erinnerungen Emotionen, Erwartungen, Empfindungen etc., die eine Beurteilung der Entscheidungen bzw. der Entscheidungsfindung ermöglichen (Sumner 2010, S. 159). Die kritische Selbstreflexion kann in zwei Richtungen erfolgen, in die Tiefe und in die Breite. Bei der Tiefe richtet sich der Blick unter die Oberfläche einer Situation, um zu sehen, welche Annahmen gemacht wurden bzw. auf welche Gedanken, Gefühle und Werte zurückgegriffen wurde. Die Breite bezieht sich auf den umgebenden Kontext und umfasst strukturelle und kulturelle Faktoren wie Machtbeziehungen, Diskriminierung oder Unterdrückung. Tiefe und Breite sind in einer Wechselwirkung zueinander zu sehen, denn es geht bei der kritischen Selbstreflexion nicht nur um die Feststellung der zugrunde liegenden Begründung auf der individuellen Ebene, sondern auch um eine kritische Analyse der bedingenden Strukturen und Kulturen, die für die Gestaltung der beruflichen Praxis ausschlaggebend sind (vgl. Thompson/Pascal 2012, S. 321). Die Frage ist nicht nur, warum in einer bestimmten Situation so gehandelt wurde, sondern auch, ob es möglich gewesen wäre, anders zu handeln.

Eine wichtige Voraussetzung für die kritische Selbstreflexion ist, dass die reflektierende Person für neue Erfahrungen offen ist. Ebenso bedarf es einer nach außen gerichteten Perspektive und einer Neugier für alles Neue. Dies betrifft auch die Offenheit gegenüber der Möglichkeit, in früheren Meinungen und Wertvorstellungen falsch gelegen zu sein, worin sich wiederum Vulnerabilität zeigen kann. Die Reflexion im Sinne des Denkens über das eigene Denken und Empfinden ist nicht isoliert mit einem definierten Anfang und Ende. Sie folgt vielmehr den Themen und Handlungen des Alltags, vor allem dann, wenn Fragen zur „guten“ Pflege entstehen (vgl. Ekebergh 2007, S. 335-337). Selbstreflexion kann zu mehr Selbstvertrauen, zu mehr Verständnis für eine bestimmte Situation und zu mehr Reife führen. Pflegende lernen so in der klinischen Praxis, wie sie sich in der professionellen Pflegebeziehung selbst managen. Selbstvertrauen und Selbstsicherheit in der dialogischen Interaktion verringern auch selbstschützende Verhaltensweisen, die aus der allgemeinen menschlichen Vulnerabilität entstehen und sich unterschiedlich äußern – z. B. in einer mangelnden narrativen Empathie, einer aufgabenorientierten Haltung, einer Depersonalisierung von zu Pflegenden, im Abgeben der Verantwortung an höhere Stellen oder in einem mangelndem Vertrauen anderen gegenüber (vgl. Sumner 2010, S. 160). Dazu ist jedoch eine sichere Atmosphäre nötig, in der Pflegende sich trauen, ihre Gedanken und Gefühle auszudrücken. Das Ziel der Reflexion der eigenen Verletzlichkeit ist die Stärkung der moralischen Resilienz.

Stärkung der moralischen Resilienz

Ausgehend vom allgemeinen Begriff der Resilienz, der eine angemessene Anpassung auf ein negatives Ereignis bedeutet, wird von moralischer Resilienz gesprochen, wenn diese Anpassung auf ein moralisch herausforderndes Ereignis erfolgt. Tiziana M. L. Salsa Defilippis und andere (2019) definieren in der Konzeptualisierung der moralischen Resilienz diese als Charakterzug, der es den Menschen ermöglicht, offen für Kompromisse zu bleiben, ohne dabei sich selbst zu gefährden. Moralische Resilienz weisen demnach Menschen auf, die in moralisch herausfordernden Situationen entsprechend den Anforderungen der Situation Kompromisse mit sich selbst in Betracht ziehen und dabei ihre eigene moralischen Integrität nicht beeinträchtigen. Dazu zählt die Fähigkeit, in einer ethischen Entscheidung, die nicht vollständig geteilt wird, ein Zugeständnis zu machen bzw. eine entsprechende Handlung auszuführen, und dabei mit sich selbst eins zu bleiben. Moralische Resilienz hilft den Menschen, nicht krank zu werden oder zu leiden, wenn sie Zugeständnisse machen, die nicht ihrer vollen Überzeugung entsprechen (vgl. Sala Defilippis/Curtis/Gallagher 2019, S. 5).

Während Sala Defilippis und andere moralische Resilienz als persönlichen Charakterzug definieren, findet sich bei Holtz und anderen (2018) eine etwas erweiterte Definition. Moralische Resilienz umfasst den Autorinnen zufolge nicht nur die Entwicklung und Förderung der Fähigkeit des Einzelnen zur Bewältigung moralischer Herausforderungen, sondern auch die Entwicklung von Systemen, die eine Kultur ethischer Praktiken unterstützen. Das Ziel der qualitativen Studie von Holtz und anderen ist die Beschreibung gemeinsamer Themen zur Definition der moralischen Resilienz wie sie von Pflegenden und

Ärztinnen und Ärzten verstanden werden. Dabei kristallisierten sich drei Hauptthemen – persönliche und relationale Integrität sowie Erholungsfähigkeit – und drei Subthemen – Selbstregulierung, Selbstverantwortung und moralische Wirksamkeit – heraus. Die Beschreibung der persönlichen Integrität durch die Befragten umfasst die Fähigkeit, angesichts von Widrigkeiten den eigenen Werten treu zu bleiben. Ein vorherrschendes Merkmal ist die Wahrung der eigenen Vorstellungen und des Glaubens an die Sorge für die Menschen, denen sie dienen. Dazu gehört, sich Zeit zur Überprüfung der eigenen Überzeugungen zu nehmen, indem die Gedanken, Annahmen und Schlussfolgerungen stetig aufs Neue hinterfragt und überprüft werden. Als weitere Charakteristika werden die Offenheit und ein positives Gefühl im Umgang mit Ungewissheit oder Zweideutigkeit genannt. Dies beinhaltet die Fähigkeit, das Unbekannte zu akzeptieren und trotz schwieriger Umstände voranzukommen. Die Befragten definierten als weiteres wichtiges Attribut der moralischen Resilienz im Kontext ihrer beruflichen Rolle die Beziehungsintegrität. Diese umfasst moralische Solidarität und Gemeinschaftswerte und gleichzeitig die Unterscheidung der eigenen Werte, Ansichten und Interessen von anderen. Beziehungsintegrität geht über die eigene Person hinaus. Die relationale Integrität unterscheidet sich von der persönlichen Integrität darin, dass sie das dynamische Zusammenspiel zwischen der Wahrung der persönlichen Integrität und den beruflichen Wertverpflichtungen widerspiegelt. Dies beinhaltet, sich selbst zu kennen, und eine klare, richtige und angemessene Einschätzung dessen zu haben, was es bedeutet, die eigenen Vorstellungen zu respektieren und eine berufliche Verantwortung zu haben. Im Gesundheitswesen sehen sich die involvierten Personen und Berufsgruppen häufig mit schwierigen Entscheidungen konfrontiert, in die unterschiedliche und manchmal widersprüchliche Meinungen, Überzeugungen und Werte einfließen. Moralische Resilienz bedeutet in diesem Zusammenhang, in der Lage zu sein, so viele verschiedene Standpunkte wie möglich zu sehen, zu fühlen und zu hören, ohne dass dabei der eigene Standpunkt aus dem Blick gerät. Die Fähigkeit, sich selbst von anderen zu unterscheiden, ist für die Wahrung professioneller ethischer Normen und Werte von entscheidender Bedeutung. Das dritte Hauptthema ist die Erholungsfähigkeit und umfasst die Fähigkeit, Integritätsbedrohungen standzuhalten und aus widrigen Umständen etwas für sich mitzunehmen. D.h. aus moralisch herausfordernden Situationen zu lernen, neue Perspektiven bzw. eine Perspektive für schwierige ethische Entscheidungen in der Zukunft zu entwickeln. Hierzu zählt auch die Fähigkeit, in quälenden ethischen Entscheidungen die eigene Position oder Meinung loszulassen.

Die drei Subthemen beschreiben Strategien, die notwendig sind, um die Integrität und Erholungsfähigkeit bewahren zu können. Die Selbstregulierung umfasst die Fähigkeit, den eigenen somatischen, mentalen und emotionalen Zustand, aber auch das Geschehen im Moment zu bemerken und sich darüber im Klaren zu sein, was passiert, ohne überfordert oder abgelenkt zu werden. Selbstregulierung zeichnet sich durch die Fähigkeit aus, engagiert zu bleiben und sich nicht zu ärgern, wenn ein Konflikt zwischen den eigenen moralischen Werten und denen eines anderen besteht. Die Selbstverantwortung wird als die Anerkennung und Beachtung des eigenen Wohlbefindens und die Berücksichtigung der Bedürfnisse und Einschränkungen definiert. Der Erhalt der eigenen Integrität ist notwendig, um moralische Entscheidungen treffen und ethisch komplexe oder belastende Situationen angehen zu können. Das dritte Subthema, die moralische Wirksamkeit, beinhaltet, dass moralische Entscheidungsbefugnisse gewissenhaft genutzt werden und darauf vertraut wird, dass darauf angemessen reagiert wird. Dies ermöglicht es, einen moralischen Konflikt durch die eigenen Sichtweisen zu steuern und so zu kommunizieren, dass die eigene Integrität gewahrt bleibt. Dies alles zu realisieren, erfordert den Autorinnen zufolge Mut, Demut, Einfühlungsvermögen und Mitgefühl. Ergänzt werden diese Eigenschaften dadurch, achtsam zu sein, innezuhalten, zurückzutreten, Luft zu holen und sich die Zeit zu nehmen, um die eigenen Gedanken, Ideen und Gefühle zu überprüfen. Im Weiteren bedarf es der Entwicklung eines moralischen Selbstbewusstseins und der Fähigkeit zur Selbstbeobachtung und -untersuchung, wie Zuhören können und die Anwendung reflektierender Praktiken (vgl. Holtz/Heinze/Rushton 2018, S. e490-e492). Alles in allem: ein großes Anforderungspaket, das von einer Pflegenden alleine nicht bewältigt werden kann.

Beide, die Definition und vorgestellten Merkmale von moralischer Resilienz, zeigen allerdings einen starken Fokus auf die Person, in deren Verantwortung es liegt, die moralische Resilienz zu entwickeln. Für die berufliche Aus- und Weiterbildung bedeutet dies z. B., dass Lehrende Pflegende einladen sollten, sich am Beispiel ihrer Praxiserfahrungen mit den eigenen moralischen Werten und moralischen Grenzen auseinanderzusetzen und darüber nachzudenken. Settimio Monteverde (2016) kann in einer empirischen Untersuchung nachweisen, dass ethische Bildung einen Effekt auf die moralische Resilienz hat, jedoch auch mit dem Hinweis, dass dies nicht als einzige Maßnahme zur Reduktion des moralischen Stresses gesehen werden darf. So sind auch auf organisatorischer Ebene Maßnahmen zu setzen, weil die Reflexion von moralisch herausfordernden Situationen zur Entwicklung der ethischen Sensibilität führt, die jedoch vulnerabel für moralischen Disstress machen kann, nämlich dann, wenn keine Möglichkeit der Unterstützung in der Bewältigung bzw. keine gemeinsame Reflexion gegeben ist (vgl. Monteverde 2016, S. 113). Damit wird das ethische Klima einer Einrichtung und die Verantwortung von Führungspersonen angesprochen.

Schaffung eines ethischen Klimas

Wie bereits im Zusammenhang mit dem moralischen Disstress festgestellt, ist das ethische Klima ein Angelpunkt im Umgang mit moralischen Stresssituationen. Um über die eigene Vulnerabilität nachdenken und sprechen zu können, bedarf es eines ethischen Klimas, das dies zulässt. Bart Victor und John B. Cullen (1988) entwickelten in den 1980er Jahren eine Theorie des ethischen Klimas und definieren dieses als die gemeinsame Wahrnehmung dessen, was ethisch korrektes Verhalten ist und wie ethische Probleme innerhalb von Organisationen behandelt werden sollen. Das ethische Klima bildet das normative System, das die organisatorische Entscheidungsfindung ebenso wie die Reaktion auf ethische Dilemmata leitet. Die Autoren identifizierten in ihren Untersuchungen verschiedene Typen, die sie mit Fürsorge, Gesetzen und Kodizes, Regeln, Instrumental und Unabhängigkeit bezeichnen, und entwickelten in weiteren Arbeiten auf dessen Grundlage einen Fragebogen zur Einschätzung des ethischen Klimas einer Organisation. Diesen Typen werden jeweils beschreibende Merkmale zugeordnet, die im Folgenden nur exemplarisch angeführt werden. So weist der Typus *Fürsorge* z. B. folgende Attribute auf: „Das wichtigste Anliegen ist das Wohl aller Menschen im gesamten Unternehmen" oder „Unser Hauptanliegen ist immer, was für die andere Person am besten ist". Das ethische Klima *Gesetz und Kodex* zeichnet sich z. B. durch folgende Erwartungen aus: „Von den Menschen wird erwartet, dass sie sich über andere Erwägungen hinaus an Gesetze und berufliche Standards halten" oder „Von den Mitarbeiterinnen und Mitarbeitern dieses Unternehmens wird erwartet, dass sie sich strikt an gesetzliche oder berufliche Standards halten". Merkmale eines durch *Regeln* gekennzeichneten ethischen Klimas sind z. B.: „Von jedem wird erwartet, dass er sich an Unternehmensregeln und -verfahren hält" oder „Die Mitarbeiterinnen und Mitarbeiter dieses Unternehmens halten sich strikt an die Unternehmensrichtlinien". Der Typus *Instrumental* weist u.a. folgende kennzeichnende Merkmale auf: „In diesem Unternehmen schützen die Menschen vor allem ihre eigenen Interessen" oder „Von den Mitarbeiterinnen und Mitarbeitern wird erwartet, dass sie alles tun, um die Interessen des Unternehmens zu fördern, unabhängig von den Konsequenzen". Die Merkmale eines ethischen Klimas der *Unabhängigkei*t sind u.a.: „In diesem Unternehmen wird von den Menschen erwartet, dass sie ihren eigenen persönlichen und moralischen Überzeugungen folgen" oder „Jede Person in diesem Unternehmen entscheidet für sich, was richtig und was falsch ist" (vgl. Victor/Cullen 1988, S. 112).

Die Ergebnisse einer Literaturübersicht zur empirischen Forschung zum ethischen Klima von Newman und anderen (2017) ergeben folgende, für die Art des ethischen Klimas verantwortliche Voraussetzungen: Führungs- und Managementpraktiken, organisatorische Praktiken, organisatorischer und kultureller Kontext sowie individuelle Unterschiede. Das ethische Klima einer Einrichtung ist somit eine veränderbare Variable. Die Auswirkungen des jeweiligen ethischen Klimas zeigen sich im Wesentlichen in der Arbeitseinstellung, in den ethischen Absichten, im Arbeitsverhalten, in psychologischen Zuständen und in der Leistungserbringung (vgl. Newman et al. 2017, S. 475). Diese allgemeinen Ergebnisse finden sich auch in der Pflege. Eine Literaturübersicht von Janika Koskenvouri und anderen (2019) kommt hierzu zu folgenden Ergebnissen: Die allgemeine Wahrnehmung des ethischen Klimas in der Praxis der Pflegenden ist überwiegend positiv, wenngleich es unterschiedlich wahrgenommen wird. Positive Assoziationen mit dem ethischen Klima sind Arbeitszufriedenheit, Fachkompetenz, individuelle Betreuung, organisatorische Unterstützung, organisatorisches Engagement, Zufriedenheit mit der Qualität der Betreuung, die Fähigkeit, mit Meinungsverschiedenheiten umzugehen, die Einstellung zur Arbeit, Arbeitseffizienz und der Zusammenarbeit von Ärztinnen und Ärzten und Pflegenden. Das ethische Klima ist negativ mit moralischen Problemen der Absicht, den Arbeitsplatz zu wechseln, verbunden. Die Ergebnisse lassen sich auch mit den Typen des ethischen Klimas von Victor und Cullen in Zusammenhang bringen. Zum Beispiel sind die Teilnehmenden der Studie mit ihrer Arbeit zufriedener, wenn sie für ihre Einrichtung ein fürsorgliches, ein an Regeln orientiertes oder unabhängiges Klima beschreiben. Das instrumentelle ethische Klima wirkt sich negativ auf die Arbeitszufriedenheit aus und korreliert positiv mit der Absicht, die Einrichtung zu verlassen. Ebenso nahm das organisatorische Engagement in Einrichtungen zu, die dem Typus Fürsorge, Regeln, Unabhängigkeit oder Gesetz und Kodex zuzuordnen sind. Der instrumentelle Typus verringerte hingegen das organisatorische Engagement. Ethische Verhaltensweisen werden positiv mit dem ethischen Klima der Unabhängigkeit in Verbindung gebracht, und sich mit einer Einrichtung identifizieren können, steht positiv mit der Fürsorge, dem Gesetz und Kodex in Zusammenhang und negativ mit dem instrumentellen Klima. Schließlich war es weniger wahrscheinlich, dass Pflegende medizinische Fehler machen, wenn sie das ethische Klima positiv wahrnehmen. Die Autorinnen kommen zu dem Schluss, dass das ethische Klima durch ethische Aufklärung, durch die Befriedigung von Bedürfnissen sowie durch die Aufnahme und Bereitstellung von Unterstützung und Informationen innerhalb von Betreuungsteams verbessert werden kann. Ebenso förderte die Arbeit im Team mit einem Verhaltensstandard ein positives ethisches Klima (vgl. Koskenvuori/Numminen/Suhonen 2019, S. 332)

Sowohl im theoretischen Konzept als auch in den empirischen Ergebnissen wird deutlich, dass die Schaffung eines Klimas zur Stärkung der moralischen Resilienz und zum Schutze der professionellen Vulnerabilität von Pflegenden in erster Linie in der Verantwortung der Führung bzw. in der Organisation liegt und erst in zweiter Linie bei einzelnen Pflegenden.

6.1 Ethische Herausforderungen in der Reflexion der eigenen Vulnerabilität und Wahrung der Integrität

Reflexive Selbstwahrnehmung, Stärkung der moralischen Resilienz und Schaffung eines ethischen Klimas als Voraussetzungen zur Wahrung der moralischen Integrität und Minderung der professionellen Vulnerabilität sind stark miteinander verwoben. Nach Christina M. Korsgaard besitzen Menschen die Fähigkeit, ihre Aufmerksamkeit auf ihre Wahrnehmungen und Wünsche zu richten (1996). Sie können über ihre Gedanken nachdenken, die Motive und Wünsche in Frage stellen und sich gegebenenfalls davon distanzieren. Diese Fähigkeit gilt es zur Entwicklung moralischer Resilienz zu nutzen. Für Korsgaard ergeben sich daraus zwei Formen des Selbst, das sie im Begriff der Integrität verortet. Dieses zweifache Selbst, bestehend aus dem denkenden und dem handelnden Selbst, ist in der Person vereint, woraus sich eine Verbindlichkeit der eigenen Person gegenüber ergibt, denn die eigenen Standards verletzen, würde einen Verlust der Integrität bedeuten. Die Verbindlichkeit sich selbst gegenüber stellt eine Autorität dar, die jemand sich selbst gegenüberüber einnimmt, umgangssprachlich kann auch von Gewissen gesprochen werden. Die Möglichkeit, über sich selbst zu reflektieren, befähigt also den Menschen, eine Distanz zwischen einem Gefühl, einem Wunsch oder einem Impuls einzunehmen und eine Antwort auf die Frage zu finden, ob diese auch ausreichend Gründe zum Handeln sind (vgl. Korsgaard 1996, S. 102-104). Die persönliche Integrität wird durch die moralische ergänzt, die sich aus dem sozialen Zusammenhang ergibt, weil das jeweilige Handeln im Kontext des Handelns gerechtfertigt wird. So macht es einen Unterschied, ob sich jemand keine Zeit für die eigenen Bedürfnisse, für die von Freunden oder für die zu Pflegenden nimmt. Persönliche und moralische Integrität im Kontext der Pflege ergeben die professionelle Integrität. Was dies bedeutet, muss jede pflegende Person vor dem Hintergrund des pflegerischen Berufsethos entscheiden. Sie muss sich zum Schutz der eigenen Integrität in moralisch bedenklichen Situationen die Frage stellen, ob die Gründe ausreichend sind, zu handeln, und diese Gründe öffentlich machen, damit sie von anderen geteilt werden können. Tut sie das nicht, gerät die professionelle Integrität in Gefahr, nämlich dann, wenn gewusst wird, was das moralisch Richtige ist, aber die Umsetzung durch interne und/oder externe Faktoren eingeschränkt ist, d. h., wenn die moralische Handlungsfähigkeit blockiert ist. Die Folgen sind moralischer Stress bzw. Disstress als Ausdruck von Vulnerabilität. Und in diesem Zusammenhang wird das ethische Klima relevant. Nimmt sich niemand dieser Verletzungen an, besteht die Gefahr, dass sie kumulieren, krank machen und zum Verlassen des Arbeitsplatzes oder des Berufs führen.

Die professionelle Integrität zu wahren und die moralische Resilienz zu stärken, erfordern in schnelllebigen, standardisierten und routinemäßigen ablaufenden Prozessen den Mut, aufzustehen und innezuhalten bzw. zurückzutreten, Luft zu holen und sich die Zeit zu nehmen, um die eigenen Gedanken, Ideen und Gefühle zu überprüfen. Moralischer Mut oder moralische Courage findet sich auch als Konzept in der Pflege. Das Ergebnis einer Konzeptanalyse zeigt, dass es sich dabei um ein schwer fassbares, mehrdimensionales und mehrstufiges Phänomen handelt. Als Merkmale werden folgende Eigenschaften festgehalten: wahre Präsenz, moralische Integrität, Verantwortung, Ehrlichkeit, Fürsprache, Engagement und Ausdauer sowie persönliches Risiko (vgl. Nummien/Repo/Leino-Kilpi 2017, S. 887). Daraus ergeben sich ethische Anforderungen an Pflegende, die ohne ein passendes Umfeld nicht erfüllt werden können. Mut wird auch noch in einer weiteren Hinsicht als notwendig für die Pflege erachtet. Charlotte B. Thorup und andere (2012) fassen die Ergebnisse einer empirischen Studie zu Mut und Vulnerabilität in folgender Weise zusammen: Verletzlichkeit und Leiden stellen sensible Themen dar, die sich entweder zu einem Augenöffner oder zu einem blinden Fleck entwickeln. Zum Augenöffner werden sie dann, wenn Bewusstsein über diese Gefühle entwickelt wird, d. h., wenn Pflegende bereit sind, sich der Vulnerabilität und des Leidens des Anderen zu stellen, und keine Angst davor haben. Ein blinder Fleck entsteht, wenn die eigenen Gefühle mit jenen der zu Pflegenden verwechselt werden. Verletzlichkeit und Leid prägen so den Mut der Pflegenden zur Pflege, der sich in dreierlei Weise manifestiert.

1. Mut, die zu Pflegenden dabei zu unterstützen, sich ihrer eigenen Verletzlichkeit und ihrem eigenen Leiden zu stellen.
2. Mut, Zeuge für die Verletzlichkeit und das Leiden der zu Pflegenden zu sein.
3. Mut, sich für professionelle Betreuung einzusetzen und diese zu vertreten (vgl. Thorup et al. 2012, S. 430)

Moralischer Mut wird jedoch auch kritisch gesehen. Sich gegen die Routine zu stellen, macht ebenso vulnerabel wie eine blockierte moralische Handlungskompetenz, d. h. couragiertes Handeln ist ehrenvoll, aber moralisch nicht immer effizient. Ann Gallagher (2011) schreibt zum moralischen Mut, dass das Verhältnis zwischen moralischem Mut und moralischem Disstress nicht eindeutig ist und es verlockend sei zu sagen, dass Pflegende, wenn sie genügend moralischen Mut haben, keinen moralischen Stress erleben müssen. Moralischer Mut würde es ihnen ermöglichen, sich zu äußern und inakzeptable Praktiken und Richtlinien in Frage zu stellen. Da Organisationen jedoch nicht immer unterstützend sind und nicht immer angemessen auf Bedenken reagieren, kann es sein, dass selbst das moralisch mutigste Personal befürchtet, sich zu äußern. Das heißt, der organisatorische und der kulturelle Kontext haben einen erheblichen Einfluss, moralischen Mut zu beweisen. Ist das ethische Klima defensiv, nicht unterstützend und potenziell strafend, reicht Mut alleine nicht aus, um eine Situation zu ändern. Zur Veränderung ist ein ethisches Klima nötig, dass diejenigen lobt, die Bedenken äußern, anstatt sie zum Schweigen zu bringen. Dies ist Aufgabe von Führungskräften, sie müssen Vorbilder sein und eine ethische Agenda verfolgen. Sie müssen Strukturen zur Entwicklung und Unterstützung des ethischen Diskurses und der ethischen Entscheidungsfindung schaffen, die Pflegende dabei unterstützen, moralischen Mut zu beweisen (vgl. Gallagher 2011, o.S.). Ansonsten geraten Pflegende in ein Dilemma, was immer sie tun, mutig sein oder einer unangemessenen Routine folgen, besteht das Risiko, dass sie ihre eigene Verletzlichkeit erhöhen.

6.2 Entwicklung moralischer Handlungskompetenz in der Reflexion der eigenen Vulnerabilität

Moralische Handlungskompetenz wird durch Erfahrung und kritischer Selbstreflexion erzeugt. Erfahrene Pflegende können bewusste Entscheidungen auf sie selbst bezogen und in der Interaktion mit den zu Pflegenden treffen. In der kritischen Selbstreflexion wird der Zusammenhang von der persönlichen Überzeugung die Praxis betreffend und der klinischen Evidenz hergestellt. Auf dieser Basis wird entschieden, wie mit moralisch herausfordernden Situationen umgegangen werden soll. Diese kritische Selbstreflexion verlangt nicht nur eine nach außen gerichtete, sondern auch eine nach innen gerichtete Reflexion, die nicht immer angenehm sein muss, weil darin die eigene Verletzlichkeit erkannt wird und anerkannt werden muss (vgl. Sumner 2010, S. 167 f.). Zum Umgang mit der eigenen Vulnerabilität finden sich in der Literatur verschiedene Strategien. Gjengedal und andere (2013) beobachten in Beispielen aus ihrer Forschung zwei Formen. Eine Form besteht darin, die zu Pflegenden bzw. deren Angehörige zu verstehen, indem deren Situation aus der Sicht der Pflegenden betrachtet wird. Diese Strategie führt dazu, dass Pflegende ihre Aufmerksamkeit auf ihre eigenen Reaktionen richten, wodurch die Verletzlichkeit des Gegenübers in den Hintergrund gerät. Dies kann entweder zu einer Überidentifikation oder Selbstzentrierung führen, wodurch das subjektive Gefühl der Verletzlichkeit beim Anderen verstärkt werden kann. Die andere Form besteht darin, die gelebte Welt der zu Pflegenden bzw. deren Angehörigen aus deren Perspektive zu verstehen. Damit wird die Verletzlichkeit des Gegenübers wahrgenommen, es bleibt die Verletzlichkeit des Anderen, der mit Respekt und Würde begegnet werden kann. Ein verstehender Blick auf die zu Pflegenden bzw. Angehörigen trägt auch dazu bei, dass Pflegende sich ihrer eigenen Vulnerabilität bewusst und dadurch sensibel für andere werden und deren Welt verstehen und ethisch handeln (Gjengedal et al. 2013). Die Verhaltensweisen sind nicht immer eine bewusste Wahl. Im Hinblick auf das Ergebnis ist die zweite Form der ersten vorzuziehen. Sie kann z. B. mittels der Methode des Perspektivenwechsels geschult werden.

Präventionsmaßnahmen zur professionellen Vulnerabilität von Pflegenden

Zur Wahrung der professionellen Integrität werden verschiedene Empfehlungen zur Reduktion moralischer Stresssituationen gegeben. Diese können auch als Maßnahmen zum Umgang mit der professionellen Vulnerabilität bzw. als Prävention, so dass aus der Verletzlichkeit kein Schaden wird, angewandt werden. Grundlegend ist, dass die Maßnahmen auf drei Ebenen ansetzen müssen: beim Individuum, beim Team und bei der Organisation. Die derzeitige Forschung fokussiert allerdings die Ebene des Individuums und weniger die Strukturen, gleichwohl bekannt ist, dass das ethische Klima einer Einrichtung der zentrale Faktor im Erleben und der Bewältigung moralischer Stresssituationen ist. Auf individueller Ebene wird z. B. empfohlen, auf moralische Stresssituationen zu reagieren, sie Kolleginnen oder Kollegen mitzuteilen und sich gegenseitig zu unterstützen, ebenso durch realistische Erwartungen den moralischen Stress zu reduzieren (vgl. Howe 2017, S. 12 ff.). Weitere Empfehlungen sind, in Stresssituationen bei den Entscheidungen innezuhalten und wohlüberlegt zu sein sowie Rechenschaft für das eigene Handeln abzulegen (vgl. Epstein/Hamric 2009, S. 18), darüber hinaus das Positive an der Arbeit sehen, Abstand zu gewinnen und für sich selbst zu sorgen. Auf Teamebene wird Empowerment in der ethischen Praxis genannt, das durch Methoden der ethischen Entscheidungsfindung, durch ethische Debriefings, durch Konsultationen und durch Ethikkomitees erfolgt (vgl. Austin 2016, S. 131 f.). Das Erkennen und Benennen von moralischen Stresssituationen soll in der Situation und im Dialog mit anderen Parteien erfolgen. Dazu bedarf es der Bildung von Unterstützungsnetzen, z. B. Mentoring in der Befähigung von Kolleginnen und Kollegen, mit einer selbstbewussten Stimme sprechen, eine aktive Teilnahme an Bildungsaktivitäten und Diskussionen über die Auswirkungen von moralischem Stress. Im Weiteren wird empfohlen, den Fokus auf Veränderungen in der Arbeitsumgebung zu richten, die die moralische Integrität bewahren (vgl. Epstein/Hamric 2009, S. 18). Ebenso werden die Zusammenarbeit im Team, unterstützende Maßnahmen zur Förderung der professionellen Autonomie und die Verbesserung des ethischen Wissens als wesentliche Aspekte angeführt. Als Maßnahmen finden sich dazu Ethikrunden, Supervisionen, Beratungen und ethische Fallbesprechungen (vgl. Lamiani/Borghi/Argentero 2017, S. 63; Pauly/Varcoe/Storch 2012, S. 7 f.). Auf Organisationsebene gilt es, das Ausmaß des moralischen Disstress festzustellen und die Ursachen zu erfassen (vgl. Austin 2016, S. 131 f.). Um damit effektiv arbeiten zu können, bedarf es eines positiven ethischen Klimas und einer einheitlichen Kultur. Mitarbeiterinnen und Mitarbeiter müssen ermutigt werden, ethische Bedenken, Konflikte und Dilemmata anzusprechen. Dies erfordert die Initiierung des ethischen Dialogs zur Förderung der ethischen Sensibilität. Im Hinblick auf die Verteilung des moralischen Stresses gilt es, die Zusammenarbeit zwischen den Gesundheitsberufen zu fördern. Die Instrumente dazu sind interdisziplinäre Ethikrunden oder Foren für interdisziplinäre Problemlösungen.

Dialogorientierte ethische Fallarbeit

Der Entwicklung der moralischen Handlungsfähigkeit in Ethikrunden liegen die hermeneutische Ethik und dialogorientierte Modelle der ethischen Beratung – auch Moral Case Deliberation genannt – zugrunde. Dabei werden in Gruppen oder Teams von einem konkreten Fall ausgehend ethische Fragestellungen diskutiert. Die Fragestellungen können auf drei Ebenen angesiedelt sein (vgl. Molewijk 2018, S. 24):

- *Philosophisch/konzeptuelle Fragen:* Sie sind der Metaethik zuzuordnen, indem Fragen zu bestimmten Prinzipien oder ethischen Begriffen bearbeitet werden – z. B. was Vulnerabilität in der professionellen Pflege am Beispiel eines konkreten Falles bedeutet. Hier könnte auch die Begriffe Andersheit, Personsein oder Fremdsein thematisiert werden.
- *Explizit normative Fragen:* Sie sind der normativen Ethik zuzuordnen, weil hier konkret darüber reflektiert wird, welche Normen und Regeln richtig sind und wie sie angewandt werden. Wiederum ausgehend von einem konkreten Fall könnten die Fragen lauten: Darf die eigene Verletzlichkeit gezeigt werden? Wie ist mit verbalen und physischen Verletzungen umzugehen? Wo muss oder darf allgemein eine Grenze in der professionellen Pflegebeziehung gezogen werden? Es können aber auch die Grenzen der Anerkennung der Andersheit im Kontext von Pflege thematisiert werden, oder wie die personenzentrierte Pflege in eine Welt voller Pflegestandards passt oder wann vom Standard, wann von der Personenzentriertheit abgewichen werden darf.
- *Persönlich/existentielle Fragen:* Hierbei geht es um den eigenen moralischen Anspruch – z. B. die Fragen: Bin ich mit einem bestimmten Verhalten oder Handeln meinem eigenen Ethos noch treu? Wie kann ich damit leben, dass es mir nicht immer möglich ist, individuell auf die Bedürfnisse von zu Pflegenden oder deren Bezugspersonen einzugehen? Was kann ich tun, um gegenüber dem Leiden und der Verletzlichkeit des Anderen nicht abzustumpfen, aber auch selbst nicht darunter zu leiden?

Der methodische Zugang sind auch hier der Dialog und Geschichten, mit denen Pflegende ihre Situation interpretieren und verstehen bzw. versuchen, herauszufinden, welche Handlungen geeignet sind. Mittels der Geschichten soll die implizite, nicht offensichtliche Bedeutung gelebter Erfahrung explizit gemacht werden. Über die Mitteilung von Gedanken und Begründungen der teilnehmenden Personen wird der Fall bearbeitet. Im Zentrum stehen die moralische Frage und relevante Fakten. Sie werden von der falleinbringenden Person gestellt bzw. zur Verfügung gestellt, um entweder eine gemeinsame Antwort oder Definition zu finden und/oder zu reflektieren, welche Werte und Normen eine Rolle spielen oder wie mit den verschiedenen Perspektiven zum Fall umzugehen ist. Eine Moderation von einer ethisch geschulten Person ist anzuraten, sie initiiert und steuert den Dialog, indem die Mitteilung von Gedanken und Begründungen der teilnehmenden Personen bearbeitet werden. Für die Bearbeitung, unabhängig auf welcher Ebene die Fragestellung angesiedelt ist, gelten folgende Prinzipien:

- Über den Fall oder von einem konkreten Fall aus denken, ihn als Ausgangspunkt nutzen
- Langsam denken – Lösungen und Urteile aufschieben – nicht das Problem lösen, bevor es umfassend und tiefgründig definiert ist
- Vielseitig denken – alle Perspektiven und Wissensquellen einbeziehen – konkret oder fiktiv
- Perspektiven von anderen annehmen
- Praxisorientiert – methodisch die Komplexität eines Falles erfassen (vgl. Van Dartel/Molewijk 2019, S. 56-60)

Auch in der kritischen Selbstreflexion ist der Dialog eine Form des Erkennens. Die daraus entwickelten eigenen moralischen Sichtweisen und Vorstellungen bilden einen handlungs*leitenden* (nicht -bestimmenden) Hintergrund für Entscheidungen in konkreten Situationen der Praxis (vgl. Molewijk 2018, S. 28). Die Reflexion, im Sinne der Rückschau, erfährt hier eine prospektive oder vorausschauende Note, da mit den Erkenntnissen aus der Vergangenheit zukünftige Herausforderungen bewältigt werden können. Damit kann auch der normativen Pflicht von Vulnerabilität nachgekommen werden, die darin besteht, sich professionell und ethisch weiterzubilden (professionelle ethische Kompetenz und Sensibilität), bei ethischen Konflikten oder Missständen in den Dialog zu treten und Unterstützung anzunehmen (professionelle moralische Handlungskompetenz), dies zum eigenen und zum Wohlergehen der zu Pflegenden.

Literatur

Abma, Tineke A./Widdershoven, Guy A. M./Frederiks, Brenda J. M./van Hooren, Rob H./van Wijmen, Frans/Curfs, Paul L. M. G. (2008): Dialogical Nursing Ethics: the Quality of Freedom Restrictions. In: Nursing ethics, 15, H. 6, S. 789-802

Althaus, Fabrice/Hudelson, Patricia/Domenig, Dagmar/Green, Alexander R./Bodenmann, Patrick (2010): Transkulturelle Kompetenz in der medizinischen Praxis. In: Swiss Medical Forum, 10, H. 5, S. 79-83

Anderson, Joel (2014): Autonomy and Vulnerability Entwined. In: Mackenzie, C./Rogers, W./Dodds, S. (Hrsg.): Vulnerability. New Essays in Ethics and Feminist Philosophy. New York: Oxford University Press, 134-161

Angel, Sanne/Vatne, Solfrid (2017): Vulnerability in patients and nurses and the mutual vulnerability in the patient-nurse relationship. In: Journal of clinical nursing, 26, H. 9-10, S. 1428-1437

Antonelli, Mildred (2017): Moral injury. In: The American Journal of Psychoanalysis, 77, H. 4, S. 406-416

Appelbaum, Paul, S./Lidz, Charles W./Klitzman, Robert (2009): Voluntariness of Consent to Research: A Conceptual Model. In: Hastings Center Report, 39, H. 1, S. 30-39

Aristoteles (2003): Nikomachische Ethik. Stuttgart: Reclam

Ausserhofer, Dietmar/Zander, Britta/Busse, Reinhard/Schubert, Maria/Geest, Sabina De/Rafferty, Anne Marie/Ball, Jane/Scott, Anne/Kinnunen, Juha/Heinen, Maud/Sjetne, Ingeborg Strømseng/Moreno-Casbas, Teresa/Kózka, Maria/Lindqvist, Rikard/Diomidous, Marianna/Bruyneel, Luk/Sermeus, Walter/Aiken, Linda H./Schwendimann, René/consortium, on behalf of the RN4CAST (2013): Prevalence, patterns and predictors of cross-sectional RN4CAST study hospitals: results from the multicountry nursing care left undone in European. In: BMJ Quality & Safety, 23, H. 2, S. 1-10

Austin, Wendy (2016): Contemporary healthcare practice and the risk of moral distress. In: Healthcare management forum, 29, H. 3, S. 131-133

Baah, Foster Osei/Teitelman, Anne M./Riegel, Barbara (2019): Marginalization: Conceptualizing patient vulnerabilities in the framework of social determinants of health-An integrative review. In: Nursing inquiry, 26, H. 1, S. 1-9; e12268

Baena, Rosalia (2017): Narrative empathy and illness memoirs: Arthur Frank's At the Will of the Body and Kathlyn Conway's Ordinary Life. In: Medical humanities, 43, H. 3, S. 177-184

Barnard, David (2016): Vulnerability and Trustworthiness: Polestars of Professionalism in Healthcare. In: Cambridge Quarterly of Healthcare Ethics, 25, H. 2, S. 288-300

Beedholm, Kirsten/Lomborg, Kirsten/Frederiksen, Kirsten (2014): Discourse analysis and the impact of the philosophy of Enlightenment in nursing research. In: Nursing inquiry, 21, H. 2, S. 112-120

Boldt, Joachim (2019): The concept of vulnerability in medical ethics and philosophy. In: Philosophy, Ethics, and Humanities in Medicine, 14, H. 6, S. 1-8

Boublil, Elodie (2018): The Ethics of Vulnerability and the Phenomenology of Interdependency. In: Journal of the British Society for Phenomenology, 49, H. 3, S. 183-192

Bozzaro, Claudia/Boldt, Joachim/Schweda, Mark (2018): Are older people a vulnerable group? Philosophical and bioethical perspectives on ageing and vulnerability. In: Bioethics, 32, H. 4, S. 233-239

Brink, David O. (1994): Moral Conflict and Its Structure. In: The Philosophical Review, 103, H. 2, S. 215-247

Buber, Martin (1997): Ich und Du. 13. Auflage. Heidelberg: Lambert Schneider

Buddeberg, Claus (2006): Biopsychosoziale Anamnese – noch aktuell im Zeitalter der medialen Kommunikation? In: Therapeutische Umschau, 63, H. 7, S. 453-457

Buddenberg, Eva (2016): Ethik und Politik im Anschluss an Levinas – Zwischen dem einen und den vielen Anderen?. In: Zeitschrift für Praktische Philosophie, 3, H. 1, S. 93-124

Burghardt, Daniel/Dziabel, Nadine/Höhne, Thomas (2017): Vulnerabilität: Pädagogische Herausforderungen. Stuttgart: Kohlhammer

Butler, Judith (2006): Hass spricht. Zur Politik des Performativen. Frankfurt am Main: Suhrkamp Verlag

Campbell, Stephen M./Ulrich, Connie M./Grady, Christine (2016): A Broader Understanding of Moral Distress. In: The American Journal of Bioethics, 16, H. 12, S. 2-9

Cestaril, Virna Ribeiro Feitosa/Moreira, Thereza Maria Magalhães/Pessoa, Vera Lúcia Mendes de Paula/Florêncio, Raquel Sampaio/da Silva, Maria Rocineide Ferreira/Torres, Raimundo Augusto Martins (2017): The essence of care in health vulnerability: a Heideggerian construction. In: Revista brasileira de enfermagem, 70, H. 5, S. 1112-1116

Charland, Lous C. (2015): Decision-Making Capacity. The Stanford Encyclopedia of Philosophy https://plato.stanford.edu/archives/fall2015/entries/decision-capacity/. [Abfrage: 28.06.2019]

Clissett, Philip/Porock, Davina/Harwood, Rowan H./Gladman, John R. F. (2013): he challenges of achieving personcentred care in acute hospitals: A qualitative study of people with dementia and their families. In: International journal of nursing studies, 50, H. 11, S. 1495-1503

Corley, Mary C. (2002): Nurse moral distress: a proposed theory and research agenda. In: Nursing ethics, 9, H. 6, S. 636-650

D'Souza, Natalia/Forsyth, Darryl/Tappin, David/Catley, Bevan (2018): Conceptualizing workplace cyberbullying: Toward a definition for research and practice in nursing. In: Journal of nursing management, 26, H. 7, S. 842-850

Davenport, Lisa A./Hall, Joanne M. (2011): To cry or not to cry: Analyzing the dimensions of professional vulnerability. In: Journal of Holistic Nursing, 29, H. 3, S. 180-188

DBFK (2010): ICN-Ethikkodex für Pflegende. https://deutscher-pflegerat.de/Downloads/DPR%20Dokumente/ICN-Ethik-E04kl-web.pdf. [Abfrage: 28.08.2019]

De Santis, Joseph P./Barroso, Susana (2011): Living in silence: A grounded theory study of vulnerability in the context of HIV infection. In: Issues in Mental Health Nursing, 32, H. 6, S. 345-354

Dewing, Jan/Dijk, Saskia (2016): What is the current state of care for older people with dementia in general hospitals? A literature review. In: Dementia, 15, H. 1, S. 106-124

Diehl, Elisabeth/Rieger, Sandra/Gutendorf, Michael/Geißler, Britta/Letzel, Stephan/Pinzon, Luis Carlos Escobar (2018): Belastungsfaktoren von Pflegekräften in der spezialisierten Palliativversorgung-Ergebnisse einer qualitativen Studie. In: Zeitschrift für Palliativmedizin, 19, H. 06, S. 306-311

Dodek, Peter M./Wong, Hubert/Norena, Monica/Ayas, Najib/Reynolds, Steven C./Keenan, Sean P./Hamric, Ann/Rodney, Patricia/Stewart, Miriam/Alden, Lynn (2016): Moral distress in intensive care unit professionals is associated with profession, age, and years of experience. In: Journal of Critical Care, 31, H. 1, S. 178-182

Domenig, Dagmar (2007): Transkulturelle Kompetenz. Lehrbuch für Pflege-, Gesundheits- und Sozialberufe. Bern: Hogrefe (eh. Huber Verlag)

dos Santos, Érick Igor/Gomes, Antonio Marcos Tosoli (2013): Vulnerability, empowerment and knowledge: nurses' memories and representations concerning care. In: Acta Paulista de Enfermagem, 26, H. 5, S. 492-498

Duden (2019a): Individuum. https://www.duden.de/rechtschreibung/Individuum. [Abfrage: 26.08.2019]

Duden (2019b): Klient. https://www.duden.de/rechtschreibung/Klient. [Abfrage: 26.08.2019]

Duden (2019c): Konsument. https://www.duden.de/rechtschreibung/Konsument. [Abfrage: 26.08.2019]

Duden (2019d): Patient. https://www.duden.de/rechtschreibung/Patient. [Abfrage:

Duden (2019e): Risiko. https://www.duden.de/rechtschreibung/Risiko. [Abfrage: 26.08.2019]

Duden (2019f): vernachlässigen. https://www.duden.de/rechtschreibung/vernachlaessigen. [Abfrage: 26.08.2019]

Edward, Karen-leigh/Stephenson, John/Ousey, Karen/Lui, Steve/Warelow, Philip/Giandinoto, Jo-Ann (2016): A systematic review and meta-analysis of factors that relate to aggression perpetrated against nurses by patients/relatives or staff. In: Journal of clinical nursing, 25, H. 3-4, S. 289-299

Eggert, Simon/Schnapp, Patrick/Sulmann, Daniela (2017): Gewalt in der stationären Langzeitpflege. Quantitative Bevölkerungsbefragungin der stationären Langzeitpflege. https://www.

zqp.de/wp-content/uploads/2017_06_13_AnalyseGewaltStationaerePflege_vf.pdf. [Abfrage: 28.08.2019]

Eggert, Simon/Schnapp, Patrick/Sulmann, Daniela (2018): Aggression und Gewalt in der informellen Pflege. https://www.zqp.de/wp-content/uploads/ZQP_Analyse_Gewalt_informelle_Pflege.pdf. [Abfrage: 04.02.2019]

Eggert, Simon/Suhlmann, Daniela (2014): Aggression und Gewalt in der Pflege-2014. Quantitative Bevölkerungsbefragung von Personen ab 18 Jahren. https://www.zqp.de/wp-content/uploads/Meinungsbild_Gewalt_Pflege_Praevention_Alte_Menschen_2014.pdf. [Abfrage: 26.08.2019]

Ekebergh, Margaretha (2007): Lifeworld-based reflection and learning: acontribution to the reflective practice in nursing and nursing education. In: Reflective Practice, 8, H. 3, S. 331-343

Endsley, Micar R. (2015): Situation Awareness Misconceptions and Misunderstandings. In: Journal of Cognitive Engineering and Decision Making, 9, H. 1, S. 4-32

Epstein, Elizabeth G./Hamric, Ann B. (2009): Moral distress, moral residue, and the crescendo effect. In: The Journal of Clinical Ethics, 20, H. 4, S. 330-342

Epstein, Elizabeth G./Hurst, Ashley R. (2017): Looking at the Positive Side of Moral Distress: Why It's a Problem. In: The Journal of Clinical Ethics, 28, H. 1, S. 37-41

Eriksson, Stefan/Helgesson, Gert/Höglund, Anna T. (2007): Being, Doing, and Knowing: Developing Ethical Competence in Health Care. In: Journal of Academic Ethics, 5, H. 2, S. 207-216

Fineman, Martha Albertson (2008): The Vulnerable Subject: Anchoring Equality in the Human Condition. In: Yale Journal of Law & Feminism. Article 2, 20, H. 1, S. 1-23

Fisher, Alec (2007): Critical Thinking. An Introduction. Cambridge: Cambridge University Press

Fisher, Walter R. (1984): Narration as a Human Communication Paradigma. The Case of Public Moral Argument. In: Communications Monographs, 51, H. 1, S. 1-22

Fleischer, Steffen/Berg, Almuth/Zimmermann, Markus/Wüste, Kathleen/Behrens, Johann (2009): Nurse-patient interaction and communication: A systematic literature review. In: Journal of Public Health, 17, H. 5, S. 339-353

Fletcher, David/Sarkar, Mustafa (2013): Psychological resilience: A review and critique of definitions, concepts, and theory. In: European Psychologist, 18, H. 1, S. 12-23

Fouché, Christa B./Chubb, Laura A. (2017): Action researchers encountering ethical review: a literature synthesis on challenges and strategies. In: Educational Action Research, 25, H. 1, S. 23-34

Fourie, Carina (2015): Moral distress and moral conflict in clinical ethics. In: Bioethics, 29, H. 2, S. 91-97

Fourie, Carina (2017): Who Is Experiencing What Kind of Moral Distress? Distinctions for Moving from a Narrow to a Broad Definition of Moral Distress. In: AMA Journal of Ethics, 19, H. 6, S. 578-584

Frank, Arthur W. (2000): The standpoint of storyteller. In: Qualitative health research, 10, H. 3, S. 354-365

Frank, Arthur W. (2016): Truth Telling, Companionship, and Witness: An Agenda for Narrative Bioethics. In: Hastings Center Report, 46, H. 3, S. 17-21

Frich, Jan C./Ose, Leiv/Malterud, Kirsti/Fugelli, Per (2006): Perceived vulnerability to heart disease in patients with familial hypercholesterolemia: a qualitative interview study. In: The Annals of Family Medicine, 4, H. 3, S. 198-204

Friedman, Maurice (2001): Martin Buber and Mikhail Bakhtin: The Dialogue of Voices and the Word That Is Spoken. In: Religion & Literature, 33, H. 3, S. 25-36

Friesacher, Heiner (2018): Nur das Ende einer Spirale. In: intensiv, 26, H. 01, S. 30-37

Für Grundrechte – Agentur der Europäischen Union (2014): Gewalt gegen Frauen: Eine EU-weite Erhebung Ergebnisse auf einen Blick. https://fra.europa.eu/sites/default/files/fra-2014-vaw-survey-at-a-glance-oct14_de.pdf. [Abfrage: 26.08.2019]

Gallagher-Lepak, Susan (2017): Die Grundlagen der Pflegediagnosen. In: Kamitsuru, H. (Hrsg.): NANDA International, Inc. Pflegediagnosen: Definitionen und Klassifikation 2015-2017. Kassel: Recom, 44-55

Gallagher, Ann (2011): Moral distress and moral courage in everyday nursing practice. In: Online Journal of Issues in Nursing, 16, H. 2, S. o.S.

Gallagher, Ann/Warren, Rueben C. (2018): Ethical Aspects of Individualized Care. In: Suhonen, R./Stolt, M./Papastavrou, E. (Hrsg.): Individualized Care: Theory, Measurement, Research and Practice. Cham: Springer, 60-157

Gaudine, Alice/LeFort, Sandra M./Lamb, Marianne/Thorne, Linda (2011): Clinical ethical conflicts of nurses and physicians. In: Nursing ethics, 18, H. 1, S. 9-19

Gehlen, Arnold (2009): Der Mensch: Seine Natur und seine Stellung in der Welt. 15., unveränd. Auflage. Wiebelsheim: Aula Verlag

Geissner, Hellmut K. (1995): Über dialogische Ethik. In: Rhetorica: A Journal of the History of Rhetoric, 13, H. 4, S. 443-453

Gilligan, Carol (1993): In a different voice. Cambridge Massachusetts, London: Harvard University Press

Gjengedal, Eva/Ekra, Elese Mari/Hol, Hege/Kjelsvik, Marianne/Lykkeslet, Else/Michaelsen, Ragnhild/Orøy, Aud/Skrondal, Torill/Sundal, Hildegunn/Vatne, Solfrid/Wogn-Henriksen, Kjersti (2013): Vulnerability in health care-reflections on encounters in every day practice. In: Nursing Philosophy, 2, H. 14, S. 127-138

Goffman, Ervin (1973): Asyle. Über die soziale Situation psychiatrischer Patienten und anderer Insassen. Frankfurt am Main: Suhrkamp

Görgen, Thomas (2019): Gewalt gegen Pflegebedürftige. In: Public Health Forum, 27, H. 1, S. 72-74

Götz, Anna/Kröner, Anja/Staudacher, Diana/Spirig, Rebecca (2017): Einführung des Belastungsthermometers auf einer onkologischen Station. In: Pflege, 30, H. 5, S. 289-297

Grabovschi, Cristina/Loignon, Christine/Fortin, Martin (2013): Mapping the concept of vulnerability related to health care disparities: a scoping review. In: BMC health services research, 13, H. 0.A., S. 1-11

Groene, Oliver/Sunol, Rosa/Klazinga, Niek S./Wang, Aolin/Dersarkissian, Maral/Thompson, Caroline A./Thompson, Andrew/Arah, Onyebuchi A./on behalf of the DUQuE Project Consortium (2014): Involvement of patients or their representatives in quality management functions in EU hospitals: implementation and impact on patient-centred care strategies. In: International Journal of Quality Health Care, 26, H. Suppl 1, S. 81-91

Grøn, Lone (2016): Old age and vulnerability between first, second and third person perspectives. Ethnographic explorations of aging in contemporary Denmark. In: Journal of Aging Studies, 39, H. 4, S. 21-30

Gröning, Katharina (2014): Entweihung und Scham. Grenzsituationen bei der Pflege alter Menschen. 6. Auflage. Frankfurt am Main: Mabuse Verlag

Haeslip, Vanessa/Board, Michele (2012): Does nurses' vulnerability affect their ability to care? In: British Journal of Nursing, 21, H. 15, S. 912-916

Hagerty, Bonnie M./Patusky, Kathleen L. (2003): Reconceptualizing the nurse-patient relationship. In: Journal of Nursing Scholarship, 35, H. 2, S. 145-150

Håkansson Eklund, Jakob/Holmström, Inger K./Kumlin, Tomas/Kaminsky, Elenor/Skoglund, Karin/Höglander, Jessica/Sundlerc, Annelie J./Condénd, Emelie/Summer Meraniusa, Martina (2019): „Same same or different?“ A review of reviews of person-centered and patient-centered care. In: Patient Education and Counseling, 102, H. 1, S. 3-11

Hall, Joanne M./Carlson, Kelly (2016): Marginalization. In: Advances in Nursing Science, 39, H. 3, S. 200-216

Hamric, Ann Baile/Borchers, Christopher Todd/Epstein, Elizabeth Gingell (2012): Development and Testing of an Instrument to Measure Moral Distress in Healthcare Professionals. In: AJOB Primary Research, 3, H. 2, S. 1-9

Haugan, Gørill (2014): Nurse-patient interaction is a resource for hope, meaning in life and self-transcendence in nursing home patients. In: Scandinavian Journal of Caring Sciences, 28, H. 1, S. 74-88

Hawkins, Anne Hunsaker (1999): Pathography: patient narratives of illness. In: Western Journal of Medicine, 171, H. 2, S. 127-129

Hein, Irma M./Daams, Joost/Troost, Pieter/Lindeboom, Robert/Lindauer, Ramón JL (2015): Accuracy of assessment instruments for patients' competence to consent to medical treatment or research. Cochrane Database of Systematic Reviews: Art. No.: CD011099, H. 7, S. DOI: 10.1002/14651858.CD14011099.pub14651852

Herdmann, Heather T./Kamitsuru, Shigemi (Hrsg.) (2016): NANDA-I Pflegediagnosen Definitionen und Klassifikationen 2015-2017. Kassel: Recom

Holtz, Heidi/Heinze, Katherine/Rushton, Cynda (2018): Interprofessionals' definitions of moral resilience. In: Journal of clinical nursing, 27, H. 3-4, S. e488-e494

Hopia, Hanna/Lottes, Ilsa/Kanne, Mariël (2016): Ethical concerns and dilemmas of Finnish and Dutch health professionals. In: Nursing ethics, 23, H. 6, S. 659-673

Hörl, Josef/Haslinger, Andrea/Mulser, Karin/Hellweger, Ulrike (2009): Übergriffe, Gewalt und Aggression gegen ältere Menschen. Wien: Eigenverlag des Bundesministerium für Arbeit, Sosziales und Konsumentenschutz

Howe, Edmund G. (2017): Fourteen Important Concepts Regarding Moral Distress. In: The Journal of Clinical Ethics, 28, H. 1, S. 3-14

Hurst, Samia A. (2008): Vulnerability in research and health care; describing the elephant in the room? In: Bioethics, 22, H. 4, S. 191-202

Huth, Martin (2016): Reflexionen zu einer Ethik des vulnerablen Leibes. In: Zeitschrift für Praktische Philosophie, 3, H. 1, S. 273-304

Im, Eun-Ok/Lee, Yaelim (2018): Transcultural Nursing: Current Trends in Theoretical Works. In: Asian nursing research, 12, H. o.A., S. 157-165

Immenschuh, Ursula (2018): Scham und Würde in der Pflege. In: GGP-Fachzeitschrift für Geriatrische und Gerontologische Pflege, 2, H. 03, S. 115-119

Jacobson, Frode/Søvik, Margrethe/Synnes, Oddgeir (2017): Becoming a Nurse: Stories of Vulnerability. In: Narrative Works, 7, H. 1, S. 1-20

Jameton, Andrew (1984): Nursing Practice: The Ethical Issues. Wnglewood Cliffs, NJ: E. Prentice Hall

Jameton, Andrew (1993): Dilemmas of moral distress: moral responsibility and nursing practice. In: AWHONN's clinical issues in perinatal and women's health nursing, 4, H. 4, S. 542-551

Jameton, Andrew (2013): A reflection on moral distress in nursing together with a current application of the concept. In: Journal of bioethical inquiry, 10, H. 3, S. 297-308

Kant, Immanuel (2004 [1785]): Grundlegung zur Metaphysik der Sitten. Sammlung Philosophie 3. Göttingen: Vandenhoeck & Ruprecht

Keen, Suzanne (2013): Narrative Empathy. https://www.lhn.uni-hamburg.de/node/42.html. [Abfrage: 26.08.2019]

Kerstein, Samuel (2019): Treating Persons as Means. The Stanford Encyclopedia of Philosophy. https://plato.stanford.edu/archives/sum2019/entries/persons-means/. [Abfrage: 29.08.2019]

King, Imogen M. (1981): A Theory for Nursing, Systems, Concepts, Process. New York: Whiley Medical

Kipnis, Kenneth (2006): Vulnerability in Research Subjects: A Bioethical Taxonomy (Research Involving Human Participants V2) www.onlineethics.org/Topics/RespResearch/Res Resources/nbacindex/nbachindex/hkipnis.aspx. [Abfrage: 26.08.2019]

Kitson, Alison L. (2003): A comparative analysis of lay-caring and professional (nursing) caring relationships. In: International journal of nursing studies, 40, H. 5, S. 503-510

Kitson, Alison/Marshall, Arny/Bassett, Katherine/Zeitz, Kathryn (2013): What are the core elements of patient-centred care? A narrative review and synthesis of the literature from health policy, medicine and nursing. In: Journal of Advanced Nursing, 69, H. 1, S. 4-15

Kitwood, Tom (2016): Demenz. Der personale Ansatz im Umgang mit verwirrten Menschen. Bern: Hogrefe

Klimmer, Melanie M. (2016): Sichtweise des Gegenübers kompromisslos anerkennen. In: Krankenpflege = Soins infirmiers = Cure infermieristiche, 7, H. o.A., S. 14-15

Korsgaard, Christina M. (2009): Self-Constitution. Agency, Identity, and Integrity. Oxford: Oxford University Press

Korsgaard, Christine M. (1996): The Sources of Normativity. Cambridge: Cambridge University Press

Koskenvuori, Janika/Numminen, Olivia/Suhonen, Riita (2019): Ethical climate in nursing environment: a scoping review. In: Nursing ethics, 26, H. 2, S. 327-345

Kottow, Michael H. (2003): The vulnerable and the susceptible. In: Bioethics, 17, H. 5-6, S. 460–471

Kovach, Christine R./Noonan, Patricia E./Schlidt, Andrea M./Thelma, Wells (2005): A model of consequences of need-driven, dementia-compromised behavior. In: Journal of Nursing Scholarship, 37, H. 2, S. 134-140

Krämer, Sybille (2001): Sprache, Sprechakt, Kommunikation. Sprachtheoretische Positionen des 20. Jahrhunderts. Frankfurt am Main: Suhrkamp

Kremsner, Gertraud (2019): Gewalterfahrungen in Institutionen. In: Biewer, G./Proyer, M. (Hrsg.): Behinderung und Gesellschaft. Ein universitärer Beitrag zum Gedenkjahr 2018. Wien: https://uscholar.univie.ac.at/view/o:924774 [Abfrage: 28.08.2019], 150-162

Kripalani, Sunil/Bengtzen, Rachel/Henderson, Laura E./Jacobson, Terry A. (2008): Clinical Research in Low-Literacy Populations: Using Teach-Back to Assess Comprehension of Informed Consent and Privacy Information. In: IRB: Ethics & Human Research, 30, H. 2, S. 13-19

Kulju, Kati/Stolt, Minna/Suhonen, Riitta/Leino-Kilpi, Helena (2016): Ethical competence: A concept analysis. In: Nursing ethics, 23, H. 4, S. 401-412

Laferton, Johannes A. C./Kube, Tobias/Salzmann, Stefan/Auer, Charlotte J./Shedden-Mora, Meike C. (2017): Patients' expectations regarding medical treatment: a critical review of concepts and their assessment. In: Frontiers in psychology, 8, H. o.A., S. 233-245

Lamiani, Giulia/Borghi, Lidia/Argentero, Piergiorgio (2017): When healthcare professionals cannot do the right thing: A systematic review of moral distress and its correlate. In: Journal of health psychology, 22, H. 1, S. 51-67

Lamont, Scott/Jeon, Yun-Hee/Chiarella, Mary (2013): Assessing patient capacity to consent to treatment: An integrative review of instruments and tools. In: Journal of clinical nursing, 22, H. 17-18, S. 2387-2403

Lange, Margaret. Meek/Rogers, Wendy/Dodds, Susan (2013): Vulnerability in research ethics: a way forward. In: Bioethics, 27, H. 6, S. 333-340

Larcher, Simone/Wettstein, Albert/Senn, Oliver/Rosemann, Thomas/Hasler, Susann (2016): Types of abuse and risk factors associated with elder abuse. In: Swiss medical weekly, 146, H. doi:10.4414/smw.2016.14273, S. 1-10

Lauxen, Oliver (2009): Moralische Probleme in der ambulanten Pflege-Eine deskriptive pflegeethische Untersuchung. In: Pflege, 22, H. 6, S. 421-430

Lee, Geraldine A./Scanlon, Andrew (2007): The use of the term'vulnerability'in acute care: why does it differ and what does it mean? In: The Australian Journal of Advanced Nursing, 24, H. 3, S. 54-59

Leininger, Madeleine M. (1998): Kulturelle Dimensionen menschlicher Pflege. Freiburg i. Breisgau: Lambertus

Levians, E. (2014): Totalität und Unendlichkeit. Versuch über die Exteriorität. Freiburg, München: Verlag Karl Alber

Levinas, Emmanuel (1995): Zwischen uns. Versuche über das Denken an den Anderen. München: Carl Hanser

Levinas, Emmanuel (2014): Totalität und Unendlichkeit: Versuch über die Exteriorität. Freiburg im Breisgau: K. Alber

Liu, Ying-Chun/Chiang, Hsien-Hsien (2017): From vulnerability to passion in the end-of-life care: The lived experience of nurses. In: European Journal of Oncological Nursing, 31, H. o.A., S. 30-36

Lough, Emma/Fisher, Marisa H. (2016): Parent and Self-Report Ratings on the Perceived Levels of Social Vulnerability of Adults with Williams Syndrome. In: Journal of Autism and Developmental Disorders, 46, H. 11, S. 3424-3433

Luck, Lauretta/Jackson, Debra/Usher, Kim (2006): Survival of the fittest, or socially constructed phenomena? Theoretical understandings of aggression and violence towards nurses. In: Contemporary Nurse, 21, H. 2, S. 251-263

Luna, Florencia (2009): Elucidating the concept of vulnerability: Layers not labels. In: IJFAB: International Journal of Feminist Approaches to Bioethics, 2, H. 1, S. 121-139

Luna, Florencia (2019): Identifying and evaluating layers of vulnerability-a way forward. In: Developing world bioethics, 19, H. 2, S. 86-95

Maio, Giovanni (2016): Das Besondere der Pflege, Aus Sicht der Ethik und der Gesellschaft. In: ProCare, 21, H. 4, S. 6-9

Manning, Robert John Sheffler (1991): Thinking the Other Without Violence? An Analysis of the Relation Between the Philosophy of Emmanuel Lévinas and Feminism. In: The Journal of Speculative Philosophy, 5, H. 2, S. 132-143

Marckmann, Georg/Maschmann, Jens (2017): Ethische Mangelverwaltung. In: Deutsches Ärzteblatt, 114, H. 44, S. A2028-A2032

Martinez, Angel Johann Solorzano (2016): Managing workplace violence with evidence-based interventions: a literature review. In: Journal of psychosocial nursing and mental health services, 54, H. 9, S. 31-36

Mayor, Eric/Bietti, Lucas (2017): Ethnomethodological studies of nurse-patient and nurse-relative interactions: A scoping review. In: International journal of nursing studies, 70, H. o.A., S. 46-57

McCarthy, Joan/Gastmans, Chris (2015): Moral distress: A review of the argument-based nursing ethics literature. In: Nursing ethics, 22, H. 1, S. 131-152

McConnell, Doug (2016): Narrative self-constitution and vulnerability to co-authoring. In: Theoretical medicine and bioethics, 37, H. 1, S. 29-43

McCormack, Brendan/McCance, Tanya (2011): Person-centred Nursing: Theory and Practice. West Sussex: Wiley-Blackwell

McCormack, Brendan/Mitchell, Elizabeth/Cook, Glenda/Reed, Jan/Childs, Susan (2008): Older persons experiences of whole systems: the impact of health and social care organizational structures. In: Journal of nursing management, 16, H. o.A., S. 105-114

McKinley, Sharon/Nagy, Sue/Stein-Parbury, Jane/Bramwell, Margaret/Hudson, Janine (2002): Vulnerability and security in seriously ill patients in intensive care. In: Intensive and critical care nursing, 18, H. 1, S. 27-36

Mehnert, Anja/Lehmann, Claudia/Cao, Patrizia/Koch, Uwe (2006): Die Erfassung psychosozialer Belastungen und Ressourcen in der Onkologie-Ein Literaturüberblick zu Screeningmethoden und Entwicklungstrends. In: PPmP-Psychotherapie·Psychosomatik·Medizinische Psychologie, 56, H. 12, S. 462-479

Meleis, Afaf Ibrahim/Im, Eun-Ok (1999): Transcending marginalization in knowledge development. In: Nursing inquiry, 6, H. 2, S. 94-102

Milliken, Aimee (2018): Nurse ethical sensitivity: An integrative review. In: Nursing ethics, 25, H. 3, S. 278-303

Mishel, Merle H. (1990): Reconceptualization of the uncertainty in illness theory. In: Image: The Journal of Nursing Scholarship, 22, H. 4, S. 256-262

Mittelstraß, Jürgen (Hrsg.) (2004a): Enzyklopädie Philosophie und Wissenschaftstheorie. Band 1. Stuttgart, Weimar: J.B. Metzler

Mittelstraß, Jürgen (Hrsg.) (2004b): Enzyklopädie Philosophie und Wissenschaftstheorie. Band 2. Stuttgart, Weimar: J.B. Metzler

Molewijk, Bert (2018): Moreel beraad. Waarom, van waaruit en waartoe? In: van Dartel, H./ Molewijk, B. (Hrsg.): In Gesprek blijven over goede zorg. Overlegmethoden voor moreel beraad. 3. Auflage. Amsterdam: Boom, 21-35

Molina-Mula, Jesús/Peter, Elizabeth/Gallo-Estrada, Julia/Perelló-Campaner, Catalina (2018): Instrumentalisation of the health system: An examination of the impact on nursing practice and patient autonomy. In: Nursing inquiry, 25, H. 1, S. 1-9

Monteverde, Settimio (2016): Caring for tomorrow's workforce: Moral resilience and healthcare ethics education. In: Nursing ethics, 23, H. 1, S. 104-116

Monteverde, Settimio (Hrsg.) (2012): Handbuch Pflegeethik. Ethisch denken und handeln in den Praxisfeldern der Pflege. Stuttgart: Kohlhammer

Moore, Rhonda J./Hallenbeck, James (2010): Narrative empathy and how dealing with stories helps: Creating a space for empathy in culturally diverse care settings. In: Journal of pain and symptom management, 40, H. 3, S. 471-476

Morley, Georgina/Ives, Jonathan/Bradbury-Jones, Caroline/Irvine, Fiona (2019): What is ,moral distress'? A narrative synthesis of the literature. In: Nursing ethics, 26, H. 3, S. 646-662

Neugebauer, Edmund, A.M./Heusser, Peter (2014): Personalisierte oder Personenzentrierte Medizin? In: Das Gesundheitswesen, 76, H. 11, S. 694-695

Neumann-Ponesch, Silvia (2017): Modelle und Theorien in der Pflege. 4. überarbeitete Auflage. Wien: facultas

Newman, Alexander/Round, Heather/Bhattacharya, Sukanto/Roy, Achinto (2017): Ethical Climates in Organizations: A Review and Research Agenda. In: Business Ethics Quarterly, 27, H. 4, S. 475-512

Nummien, Olivia/Repo, Hanna/Leino-Kilpi, Helena (2017): Moral courage in nursing: A concept analysis. In: Nursing ethics, 24, H. 8, S. 878-891

Nursing Home Abuse Guide.org (o.D.): Nursing Home Abuse Statistics. (http://www.nursing homeabuseguide.org/nursing-home-abuse-statistics/. [Abfrage: 26.08.2019]

Oh, Younjae/Gastmans, Chris (2015): Moral distress experienced by nurses: a quantitative literature review. In: Nursing ethics, 22, H. 1, S. 15-31

Olbrich, Christa (2006): Die Pflege, die eigen und fremde Sprache. In: Abt-Zegelin, A./Schnell, M. W. (Hrsg.): Die Sprache der Pflege. Interdisziplinäre Beiträge aus der Pflegewissenschaft, Medizin, Linguistik und Philosophie. Hannover: Schlütersche Verlagsgesellschaft, 15-22

Orlando, Ida J. (1961): The dynamic nurse patient relationship: function, process and principles of professional nursing practice. New York: GP Putnamses Sons

Örmon, Karin/Hörberg, Ulirca (2017): Abused women's vulnerability in daily life and in contact with psychiatric care: In the light of a caring science perspective. Journal of clinical nursing. In: Journal of clinical nursing, 26, H. 15-16, S. 2384-2391

Pachner, Anita (2013): Selbstreflexionskompetenz. Voraussetzung für Lernen und Veränderung in der Erwachsenenbildung? In: Magazin erwachsenenbildung.at. Das Fachmedium für Forschung, Praxis und Diskurs., 20, H. o.A., S. 1-9

Palmer, B. W./Harmell, A. L. (2016): Assessment of Healthcare Decision-making Capacity. In: Archives of Clinical Neuropsychology, 31, H. 6, S. 530-540

Paterson, Josephine G./Zderad, Loretta T. (1999): Humanistische Pflege. Bern: Hogrefe (eh. Huber Verlag)

Pauly, Bernadette M./Varcoe, Coleen/Storch, Jan (2012): Framing the issues: moral distress in health care. In: HEC forum, 24, H. 1, S. 1-11

Peplau, Hildegard (2009): Zwischenmenschliche Beziehungen in der Pflege. Ausgewählte Werke. Bern: Hogrefe (eh. Huber Verlag)

Phelan, James (2014): Narrative Ethics. http://www.lhn.uni-hamburg.de/article/narrative-ethics. [Abfrage: 26.08.2019]

Pinkert, Christiane/Holle, Bernhard (2012): Menschen mit Demenz im Akutkrankenhaus. In: Zeitschrift für Gerontologie und Geriatrie, 45, H. 8, S. 728-734

Porz, Rouven/Widdershoven, Guy (2010): Verstehen und Dialog als Ausgangspunkte einer hermeneutischen Ethik. In: Bioethica Forum, 3, H. 1, S. 8-11

Pschyrembel Online (2016): Beziehung. https://www.pschyrembel.de/Pflegebeziehung/T011G/doc/. [Abfrage: 26.08.2019]

Purdy, Isabell B. (2004): Vulnerable: a concept analysis. In: Nursing Forum, 39, H. 4, S. 25-33

Rathert, Cheryl/May, Douglas R./Chung, Hye Sook (2016): Nurse moral distress: A survey identifying predictors and potential interventions. In: International journal of nursing studies, 53, H. 1, S. 39-49

Rentel, Tilman (2012): Hilfreiches liegt auf dem Weg – Ressourcen und Resilienz in der Eigensprache. In: Psychologische Medizin, 23, H. 4, S. 34-45

Richter, Dirk (2013): Aggression in der Langzeitpflege. Ein differenzierter Überblick über die Problematik. Bern: CURAVIVA Schweiz

Ritivol, Andreea Deciu (2018): Reading stories, reading (others') lives: Empathy, intersubjectivity, and narrative understanding. In: Storyworlds: A Journal of Narrative Studies, 8, H. 1, S. 51-75

Roberts, Susan Jo (2015): Lateral violence in nursing: A review of the past three decades. In: Nursing Science Quarterly, 28, H. 1, S. 36-41

Robertson-Preidler, Joelle/Biller-Andorno, Nicola/Johnson, Tricia J. (2017): What is appropriate care? An integrative review of emerging themes in the literature. In: BMC health services research, 17, H. 1, S. 1-17

Roche, Michael/Diers, Donna/Duffield, Christine/Catling-Paull, Christine (2010): Violence toward nurses, the work environment, and patient outcomes. In: Journal of Nursing Scholarship, 42, H. 1, S. 13-22

Rørtveit, Kristine/Hansen, Britt, Sætre,/Leiknes, Ingrid/Joa, Inge/Testad, Ingelin/Severinsson, Elisabeth (2015): Patients' Experences of Trust in the Patient-Nurse Relationship – A Systematic Review of Qualitative Studies. In: Open Journal of Nursing, 5, H. o.A., S. 195-209

Røysland, Ingrid Ølfarnes/Friberg, Febe/Støre Brinchmann, Berit/Nordeide Svello, Sunniva/ Valborgland, Torstein/Larsen, Alf Inge (2017): Confronting one's vulnerability–patients with chest pain participating in a high-intensity exercise programme. In: Journal of clinical nursing, 26, H. 3, S. 2006-2015

Sachweh, Svenja (2006): „Noch ein Löffelchen?": effektive Kommunikation in der Altenpflege. Bern: Hogrefe (eh. Huber Verlag)

Sala Defilippis, Tiziana M. L./Curtis, Katherine/Gallagher, Ann (2019): Conceptualising moral resilience for nursing practice. In: Nursing inquiry, 26, H. 3, S. 1-7

Sargent, Andrew (2012): Reframing caring as discursive practice: a critical review ofconceptual analyses of caring in nursing. In: Nursing Inquiry, 19, H. 2, S. 134-143

Sarvimäki, Anneli/Stenbock-Hult, Bettina (2016): The meaning of vulnerability to older persons. In: Nursing ethics, 23, H. 4, S. 372-383

Sarvimäki, Anneli/Stenbock-Hult, Bettina/Sundell, Eija/Oesch-Börman, Christina (2017): The vulnerability of family caregivers in relation to vulnerability as understood by nurses. In: Scandinavian Journal of Caring Sciences, 31, H. 1, S. 112-119

Schaeffer, Doris/Wingenfeld, Klaus (2001): Nutzerperspektive und Qualitätsentwicklung in der ambulanten Pflege. In: Zeitschrift für Gerontologie und Geriatrie, 34, H. S. 140-146

Schnell, Martin W. (2017): Ethik im Zeichen vulnerabler Personen. Leiblichkeit – Endlichkeit – Nichtexklusivität. Weilerswist: Velbrück

Schrems, Berta (2014): Informed consent, vulnerability and the risks of group-specific attribution. In: Nursing ethics, 21, H. 7, S. 829-843

Schrems, Berta (2017): Moralischer Stress im Gesundheitswesen. Theoretische Grundlagen und empirische Erkenntnisse im Überblick. In: Eisele, C. (Hrsg.): Moralischer Stress in der Pflege. Auseinandersetzung mit ethischen Dilemmasituationen. Wien: Facultas, 11-27

Schrems, Berta (2018): Verstehende Pflegediagnostik. Grundlagen zum angemessenen Pflegehandeln. 2., überarbeitete und erweiterte Auflage. Wien: Facultas

Schrems, Berta (2019): Fallarbeit in der Pflege. Grundlagen, Formen und Anwendungsbereiche. 3. überarbeitete und ergänzte Auflage. Wien: facultas

Schrems, Berta (2020): Vulnerabilität in der Pflegebeziehung. In: Monteverde, S. (Hrsg.): Handbuch Pflegeethik. Ethisch denken und handeln in den Praxisfeldern der Pflege. Stuttgart: Kohlhammer

Schröder-Butterfill, Elizabeth/Marianti, Ruly (2006): A framework for understanding old-age vulnerabilities. In: Ageing and Society, 26, H. 1, S. 9-35

Schröder, Doris/Gefenas, Eugenijus (2009): Vulnerability: Too Vague and Too Broad? In: Cambridge Quarterly of Healthcare Ethics, 18, H. 2, S. 113-121

Schütz, Alfred (1993): Der sinnhafte Aufbau der sozialen Welt. Eine Einleitung in die verstehende Soziologie. 6. Auflage. Frankfurt am Main: Suhrkamp

Schütz, Alfred/Luckmann, Thomas (2017): Strukturen der Lebenswelt. 2. Auflage. Konstanz: UVK Verlagsgesellschaft

Sellman, Derek (2005): Towards an understanding of nursing as a response to human vulnerability. In: Nursing Philosophy, 6, H. 1, S. 2-10

Sheilds, Laurene E. (2016): Narrative Knowing: A Learning Strategy for Understanding the Role of Stories in Nursing Practice. In: Journal of Nursing Education, 55, H. 12, S. 711-714

Silveira, Adressa/Neves, Eliane Tatsch (2012): Vulnerability of children with special health care needs: implications for nursing. In: Revista Gaúcha de Enfermagem, 33, H. 4, S. 172-180

Sitvast, Jan (2017): Importance of Patient's Narrative and Dialogue in Healthcare. In: International Journal of Emergency Mental Health and Human Resilience, 19, H. 2, S. 1-3

Smith, Mary Jane/Liehr, Patricia R. (2014): Story theory. In: M. J. Smith, P. R. L. (Hrsg.): Middle range theory for nursing. New York: Springer, 225-251

Smoliner, Aandrea/Hantikainen, Vierpi/Mayer, Hanna/Ponocny-Seliger, Elisabeth/Them, Christa (2009): Präferenzen und Erleben von Patienten zur Beteiligung an pflegerischen Entscheidungen im Akutspital – Eine Analyse der Übereinstimmung von Präferenz und Erleben sowie der Einflussfaktoren bezogen auf verschiedene Entscheidungstypen. In: Pflege, 22, H. 6, S. 411-419

Sørensen, Kristine/Pelikan, Jürgen M./Röthlin, Florian/Ganahl, Kristin/Slonska, Zofia/Doyle, Gerardine/Fullam, James/Kondilis, Barbara/Agrafiotis, Demosthenes/Uiters, Ellen/Falcon, Maria/Mensing, Monika/Tchamov, Kancho/Broucke, Stephan van den/Brand, Helmut/on behalf of the HLS-EU Consortium (2015): Comparative report of health literacy in eight EU member states. The European Health Literacy Survey HLS-EU. In: European journal of public health, 25, H. 6, S. 1053-1058

Spiers, Judith (2000): New perspectives on vulnerability using emic and etic approaches. In: Journal of Advanced Nursing, 31, H. 3, S. 715-721

Staudhammer, Martina (2018): Prävention von Machtmissbrauch und Gewalt in der Pflege. Berlin: Springer

Stegmaier, Werner (2013): Emmanuel Levinas zur Einführung. Hamburg: Junius

Steppe, Hilde (2000): Zur Situierung und Bedeutung von Pflegetheorien in der Pflegewissenschaft. In: Pflege, 13, H. 2, S. 91-98

Strauss, Miriam (2015): Der Beziehungsaufbau zwischen Mutter und Kind in den ersten Tagen nach einem ungeplanten Kaiserschnitt und die Rolle der Pflege in diesem Prozess. Unveröffentliche Masterarbeit: Universität Wien

Sudore, Rebecca L./Landefeld, C. Seth/Williams, Brie A./Barnes, Deborah E./Lindquist, Karla/Schillinger, Dean (2006): Use of a modified informed consent process among vulnerable patients: a descriptive study. In: Journal of general internal medicine, 21, H. 8, S. 867-873

Suhonen, Riitta/Charalambous, Andreas (2018): The Concept of Individualized Care. In: Suhonen, R./Stolt, M./Papastavrou, E. (Hrsg.): Individualized Care: Theory, Measurement, Research and Practice. Cham: Springer, 43-58

Suhonen, Riitta/I, Charalambous Andreas/Agneta, Berg/Jouko, Katajist/Chryssoula, Lemondiou/Elisabeth, Patiraki/Katarina, Sjövall/Minna, Stolt/E, Radwin Laurel (2018): Hospitalised cancer patients' perceptions of individualised nursing care in four European countries. In: European journal of cancer care, 27, H. 1, S. 1-12

Sumner, Jane (2010): Reflection and moral maturity in a nurse's caring practice: A critical perspective. In: Nursing Philosophy, 11, H. 3, S. 159-169

ten Have, Henk (2016): Vulnerability: Challenging Bioethics. London, New York: Routledge

Terzioglu, Fusun/Temel, Safiye/Uslu Suhan, Fatma (2016): Factors affecting performance and productivity of nurses: Professional attitude, organisational justice, organisational culture and mobbing. In: Journal of nursing management, 24, H. 6, S. 735-744

The Health Foundation (2016): Person-centred care made simple. What everyone should know about person-centred care. https://www.health.org.uk/sites/default/files/PersonCentredCareMadeSimple_0.pdf. [Abfrage: 26.08.2019]

Thompson, Andrew G. H. (2007): The Meaning of Patient Involvement and Participation in Health Care Consultations: A Taxonomy. In: Social Science & Medicine, 64, H. 6, S. 1297-1310

Thompson, Neil/Pascal, Jan (2012): Developing critically reflective practice. In: Reflective Practice, 13, H. 2, S. 311-325

Thorup, Charlotte B./Rundqvist, Ewa/Roberts, Christel/Delmar, Charlotte (2012): Care as a matter of courage: vulnerability, suffering and ethical formation in nursing care. In: Scandinavian Journal of Caring Sciences, 26, H. 3, S. 427-435

Tiedtke, Corine/Dierckx de Casterlé, Bernadette/Donceel, Peter/de Rijk, Angelique (2015): Workplace support after breast cancer treatment: recognition of vulnerability. In: Disability and rehabilitation, 37, H. 19, S. 1770-1776

Tomm-Bonde, Laura (2012): The Naïve nurse: revisiting vulnerability for nursing. In: BMC nursing, 11, H. 1, S. 1-7

Tong, Myriam/René, Schwendimann/Zúñiga, Franziska (2017): Mobbing among care workers in nursing homes: A cross-sectional secondary analysis of the Swiss Nursing Homes Human Resources Project. In: International journal of nursing studies, 66, H. S. 72-81

Travelbee, Joyce (1971): Interpersonal aspects of nursing. Philadelphia: FA Davis Company

Tschudin, Verena (2003): Ethics in Nursing. The Caring Relationship. Edinburgh, London, New York, Oxford, Philadelphia, St. Louis, Sydney, Toronto: Butterworth Heinemann

Uhrenfeldt, Lisbeth/Sørensen, Erik Elgaard/Bahnsen, Iben Bøgh/Pedersen, Preben Ulrich (2018): The centrality of the nurse-patient relationship: A Scandinavian perspective. In: Journal of clinical nursing, 27, H. 15-16, S. 3197-3204

Van Dartel, Hans/Molewijk, Bert (2019): Systematisch in gesprek? Reflecties over reflectie-methoden. In: Van Dartel, H./Molewijk, B. (Hrsg.): In gesprek blijven over goede zorg. Overlegmethoden voor moreel beraad. Amsterdam: Boom, 50-64

Vatne, Solfrid (2017): Exposed to an Accumulation of Burdensome Feelings. In: Advances in Nursing Science, 40, H. 2, S. 194-206

Vereinte Nationen (1948/2015): Allgemeine Erklärung der Menschenrechte. Toronto: Aegitas

Victor, Bart/Cullen, John B. (1988): The Organizational Bases of Ethical Work Climates. In: Administrative Science Quarterly, 33, H. 1, S. 101-125

Walther, Sabine (2005): Sprechen als Pflegehandlung. In: Abt-Zegelin, A./Schnell, M., W. (Hrsg.): Sprache und Pflege. 2. vollständig überarbeitete und aktualisierte Auflage. Bern: Hogrefe (eh. Huber Verlag), 51-55

Watson, Jean (1985): Nursing. The Philosophy And Science Of Caring. Niwot, Colorado: University Press of Colorado

Whitehead, Phyllis B./Herbertson, Robert K./Hamric, Ann B./Epstein, Elizabeth G./Fisher, Joan M. (2015): Moral Distress Among Healthcare Professionals: Report of an Institution. Wide Survey. In: Journal of Nursing Scholarship, 47, H. 2, S. 117-125

Wiechula, Rick/Conroy, Tiffany/Kitson, Alison L./Marshall, Rhianon J./Whitaker, Nancy/Rasmussen, Philippa (2016): Umbrella review of the evidence: what factors influence the caring relationship between a nurse and patient? In: Journal of Advanced Nursing, 72, H. 4, S. 723-734

Winkler, Marianne (2004): Ungewißheit. In: Käppeli, S. (Hrsg.): Pflegekonzepte. Phänomene im Erleben von Krankheit und Umfeld. Band 3. Bern: Hogrefe (eh. Huber Verlag), S. 47-72

Woodward, Paul A. (Hrsg.) (2001): The doctrine of double effect: Philosophers debate a controversial moral principle. Notre Dame, Indiana: University of Notre Dame Press

Yon, Yongjie/Ramiro-Gonzalez, Maria/Mikton, Christopher R./Huber, Manfred/Sethi, Dinesh (2018): The prevalence of elder abuse in institutional settings: a systematic review and meta-analysis. In: European journal of public health, 29, H. 1, S. 58-67

Zielke-Nadkarni, Andrea (2003): Individualpflege als Herausforderung in multikulturellen Pflegesituationen. Bern: Hogrefe (eh. Huber Verlag)